MW00511173

CHAKRAS PARA PRINCIPIANTES

LAS TÉCNICAS ESENCIALES PARA MEJORAR TU VIDA, SANAR NATURALMENTE Y TENER BIENESTAR PSÍQUICO A TRAVÉS DE LA ENERGÍA DE LA MEDITACIÓN GUIADA DE LOS CHAKRAS

(SPANISH VERSION)

AMBAR AMALMANI RAJAN

Tabla de contenido

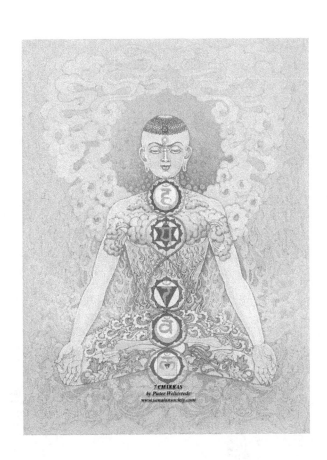

7 CHAKRAS
by Pieter Weltevrede
www.sanatansociety.com

Introducción

Los chakras son básicamente las "ruedas de energía" que crean la combinación de fuerza vital y energía. Hay muchos en nuestro cuerpo, pero sólo siete son bien conocidos y popularmente discutidos. Se trata de la raíz, el sacro, el plexo solar, el corazón, la garganta, el tercer ojo y la coronilla.

Cuando todos están equilibrados y giran suavemente, una persona experimenta una vida maravillosa mental, física y emocionalmente. El cuerpo, la mente y el alma funcionan bien. Una persona con un chakra equilibrado tendrá excelentes relaciones, objetivos, intereses y conversaciones que fluyen con facilidad.

Por otro lado, cuando están desalineados o desequilibrados, nos volvemos hiperactivos o subactivos, y la vida tendrá muchos desafíos. El chakra desalineado no se mostrará fácilmente, y puede que no lo veas en la superficie. Sin embargo, si te tomas tiempo para practicar, aprender o visitar a un sanador profesional, podrás reconocer tu chakra problemático.

Existen diferentes remedios conocidos y disponibles para cualquier persona que desee alinear o equilibrar los chakras desalineados. Algunos de ellos son el yoga, la meditación, los ejercicios e incluso los alimentos y la dieta que consumimos. Los siete chakras son partes que no podemos ver, pero que podemos sentir y tocar. Son partes que nos ayudan a tener intuición, a crear nuestro ser, nos ayudan a lidiar con nuestras relaciones, y entre otras cosas como se ha comentado.

El tema de los chakras es amplio y profundo. Los siete chakras también tienen diferentes colores que corresponden a cada uno de ellos. Nos permiten comprendernos plenamente a nosotros mismos. Los estudios científicos también están vinculando algunos de los atributos humanos anteriores no probados que se han practicado en el chakra durante siglos.

Capítulo 1. ¿Qué son los chakras?

"Chakra" es una palabra sánscrita que significa rueda. La primera mención registrada tiene al menos 5000 años de antigüedad. Las escrituras hindúes, llamadas "Vedas", tienen una elaborada descripción del sistema de chakras y del papel que desempeña en nuestras vidas. Las escrituras budistas y jainistas también mencionan el sistema de chakras. Los chakras no son un descubrimiento nuevo ni un truco; el poder de ellos se descubrió hace miles de años, y la gente hizo uso de ese conocimiento para mantenerse sana y feliz incluso cuando la ciencia médica moderna no estaba a su disposición. Entender los chakras puede ayudarte a descubrir algunas cosas interesantes sobre la salud y la vida.

En nuestro cuerpo hay una transferencia de energía constante. Cada parte del cuerpo la necesita. Sin embargo, las necesidades de cada parte son diferentes. Todas las partes del cuerpo no lo necesitan al mismo ritmo o en la misma cantidad. La función es regular este flujo y garantizar que se alcance el máximo potencial.

Estos transfieren constantemente energía a diversas partes del cuerpo. El sistema completo de salud y bienestar depende en gran medida del funcionamiento de estos chakras. Si funcionan en tándem, te mantendrás sano y alegre. Tendrán un profundo impacto en tu bienestar físico, mental, emocional y espiritual.

Los Vedas afirman que hay 144 chakras mayores y menores en nuestro cuerpo. De ellos, hay dos que no necesitan tu atención. Los 142 restantes desempeñan un papel muy activo para garantizar tu salud física, mental, emocional y espiritual.

Los chakras están estratégicamente situados en los puntos de unión de nuestro sistema nervioso. Garantizan una transferencia fluida de energía. Estos se dividen a su vez en siete chakras principales que determinan su personalidad, sus puntos fuertes y sus puntos débiles. Estos también regulan varios factores relacionados con la salud física y mental.

Los siete chakras principales están situados a lo largo de la columna vertebral. Estos no tienen una presencia física, ya que son simplemente puntos de energía. Sin embargo, su ubicación en la columna vertebral tiene un impacto significativo en los órganos de esas zonas. Si mantienes tus chakras equilibrados, puede asegurarse de que sus órganos vitales sigan funcionando sin problemas.

Cada uno transfiere energía al otro, y este proceso continúa hasta el séptimo chakra. Cuanto más subas en la escala de los chakras, el nivel de intensidad que aporta a tu vida aumentará. Esto significa que si un chakra inferior en tu cuerpo es dominante, potenciará tus habilidades para sentir los placeres mundanos más intensamente. Podrá disfrutar mejor de las bondades de la naturaleza, ya que los tres chakras inferiores se relacionan con las necesidades físicas, mientras que los tres chakras superiores se ocupan de las necesidades intelectuales.

Los siete chakras principales de nuestro cuerpo son los siguientes:

El chakra raíz (Muladhara)

Es el primer chakra de nuestro cuerpo. Está situado en la base de la columna vertebral. El papel más importante de este es proporcionarle instintos de supervivencia. Si este es el más poderoso en tu cuerpo, las cosas básicas como la comida y el sueño serán las más importantes en tu vida. Estas dos cosas pueden parecer necesidades simples o triviales, pero si lo piensas profundamente, la mayor parte de nuestra vida gira en torno a estas dos cosas. Todo el dinero que ganamos y la riqueza material que obtenemos se centra en la supervivencia y la seguridad. La comida representa la supervivencia y el sueño la seguridad. Este te mantiene centrado en la realidad. Te sientes con los pies en la tierra y conectado con la naturaleza humana básica. Aunque este es el chakra base, no significa que sea menos importante. De hecho, aunque busques la realización del superior, el buen funcionamiento del chakra raíz es de suma importancia. Este es el que te ayudará a permanecer centrado en la realidad mientras te esfuerzas por alcanzar el despertar espiritual.

El chakra sacro (Svadishthana)

Este es el del buscador de placer. Situado aproximadamente dos pulgadas por debajo del ombligo, este te da el don de disfrutar de este mundo. Si este se vuelve poderoso en tu cuerpo, podrás disfrutar de todos los placeres físicos de este mundo. La mayoría de las personas en este mundo son desafortunadas ya que viven en los lugares más pintorescos pero nunca los encuentran hermosos. Algunas personas pueden cocinar los manjares más sabrosos pero no disfrutan comiéndolos. Una persona con poder en este chakra no estará entre ellos. Una persona con poder acá será capaz de disfrutar incluso de las actividades más mundanas de la vida. Una persona así tendrá un ojo para encontrar la alegría incluso en los objetos más inanimados. El poder en este chakra te permite vivir una vida alegre. No tratarás la vida como un asunto pasajero, como hace la mayoría de nosotros. Para ti, la vida será un gran acontecimiento y tendrás un gran papel en el gran esquema de las cosas.

Chakra del plexo solar (Manipura)

Es el del hacedor, situado físicamente a unos cinco centímetros por encima del ombligo. Si este se expresa en tu cuerpo, te dará una voluntad indomable y la capacidad de hacer realidad tus sueños. Le hará ser emprendedor. Se convertirá en una persona que disfrutará trabajando incansablemente. Este hace que las personas sean eficientes, trabajadoras y celosas. Ya sea en el campo de la política, la educación, la ciencia o el comercio, puede hacerte brillar en todos los campos. Una persona con este en el dominio no entendería el vicio de la procrastinación. Nunca sería capaz de dejar el trabajo para mañana. "Si algo puede hacerse hoy, debe hacerse inmediatamente" sería su mantra de vida. Puede hacer que seas intenso y estés profundamente concentrado.

El chakra del corazón (Anahata)

Este está situado en el centro del pecho. El significado de este es el sonido no golpeado, lo que significa que la energía no tiene límites. No tiene límites y se expande siempre. Este es el centro del chakra en tu cuerpo. De los siete, este es el que se encuentra entre los tres chakras superiores e inferiores. Es equidistante de los que aumentan tu apego al cuerpo y también de los que aumentan tu afinidad hacia la intelectualidad y la espiritualidad. Es el que te ayuda a encontrar un punto medio. Te permite ser creativo. Esto significa que puedes encontrar un significado intelectual y espiritual en las cosas físicas de este mundo. Este puede cambiar tu forma de ver el mundo. Te hace más sensible, emocional, generoso y empático. Si este es más potente en tu cuerpo, podrás sentir el dolor de las cosas más impasibles de este mundo y expresarlo con mayor intensidad. Te convierte en una persona creativa por naturaleza. Este es el cuarto chakra de tu cuerpo. Por lo tanto, la intensidad de este chakra es mayor que la de los anteriores. Si se trata de un dolor ajeno, podrás sentirlo muy profundamente. Es posible que se perturbe al ver el dolor de los demás. Las lágrimas pueden brotar de tus ojos cuando te enfrentas a algo emocional. Vivirás la vida con mucha más intención que los demás.

El chakra de la garganta (Vishuddhi)

Es el quinto de la secuencia, situado delante de la base del cuello. El punto hueco en el centro de tus clavículas es la ubicación exacta de este. Este es el que te hace inmensamente poderoso. Este te dará el don de la expresión y la comunicación. Las personas con un chakra de la garganta poderoso pueden retener a las masas con su mirada. Tienen una autoridad y una popularidad indiscutibles. Este es el chakra de las personas hábiles y astutas. Te capacita para dominar tu oficio con excelencia. Consigue habilidades de aprendizaje como nadie en su género. Este es el que puede producir líderes de masas. Se trata de personas con un sorprendente don de la palabra. Incluso su presencia dice mucho de su poder en la sala.

El chakra del tercer ojo (Ajna)

Este es uno de los más poderosos del cuerpo. El poder de este reside en el hecho de que este también puede darte poderes metafísicos. Esto puede parecer una exageración para un principiante, pero es un hecho establecido que el poder en este chakra puede aumentar su sentido de la percepción. Esto significa que serás capaz de sentir cosas que otros no pueden. Podrás sentir no sólo las cosas tangibles de este mundo sino también las intangibles. Tu percepción de las cosas aumenta los niveles. Significa que serás capaz de sentir la presencia de los diferentes tipos a tu alrededor. También puede capacitarte para aprovecharlas para diversas tareas. Si quieres mejorar tus habilidades psíquicas, entonces este es también el chakra que debes trabajar. Si el chakra del tercer ojo está activo en ti, tus habilidades psíquicas mejorarán enormemente.

El tercer ojo es el segundo desde arriba, y está altamente enfocado en la conciencia espiritual. Esto significa que el poder en este ayudará a su comprensión de los asuntos espirituales.

El Chakra de la Corona (Sahasrara)

Este es el séptimo, y se encuentra en la parte superior de la cabeza. La ubicación física no está dentro de tu cuerpo, sino exactamente en la parte superior del mismo. Este es en el que debes trabajar si la conciencia espiritual es tu objetivo. Si este es poderoso en tu cuerpo, encontrarás que este mundo es muy pequeño para ti. Estarás lleno de energía y tendrás la capacidad de mirar más allá de las cosas visibles. Te da varias habilidades para que te sientas más realizado intelectual y espiritualmente. Si se vuelve poderoso, tus aspiraciones físicas disminuyen y tu hambre espiritual se hace más fuerte. Serás la persona que puede reflexionar sobre las grandes cuestiones de la vida e iluminar el mundo con conocimiento puro.

Estos siete chakras tienen la clave de la conciencia humana. Regulan e influyen en nuestro comportamiento. Tienen la capacidad de hacernos sentir bien, así como patéticos. Si están equilibrados y en armonía con los demás, puedes sentirte bendecido incluso con medios limitados. Sin embargo, si algunos están bloqueados o desincronizados, puede sentirse patético, incluso con toda la riqueza material a su disposición.

Tienen todo lo que necesitan, pero sienten un gran vacío en su interior. Siguen buscando algo que les haga sentirse completos, pero nunca la encuentran. La razón de su fracaso es su desorientación. Buscan una solución fuera, mientras que el problema está dentro.

Lo ideal es que los chakras estén activos y equilibrados. Sin embargo, funcionan con un delicado equilibrio de energía. En esto influye mucho el tipo de comida que se consume, el estilo de vida y también el estado físico y emocional. No es muy raro tener un desequilibrio. Algunos chakras del cuerpo pueden empezar a funcionar de forma hiperactiva. Esto sucede cuando tu inclinación hacia una cosa en particular crece muy fuertemente. Un chakra puede empezar a funcionar de forma insuficiente cuando empiezas a evitar una cosa o un rasgo particular asociado. Todas estas cosas siguen ocurriendo dentro del cuerpo, ya que siempre está en movimiento.

Por lo tanto, es muy importante que entiendas claramente el impacto de los chakras en tu cuerpo y la influencia que pueden tener si hay un desequilibrio. Esto te ayudará a prevenir problemas en la vida.

Este libro te ayudará a entenderlos y el profundo impacto que tienen en tu carácter, personalidad, comportamiento y funcionamiento. Conocerás las formas en que el desequilibrio puede crear estragos en tu vida y las técnicas para equilibrarlos.

Capítulo 2. Por qué y cómo empezar con los chakras

Los chakras son centros energéticos vitales que se encuentran dentro de tu cuerpo y que se encargan de regular todos los procesos que ocurren dentro energéticamente. Esto puede incluir las funciones de los órganos, tus emociones e incluso el funcionamiento del sistema inmunológico.

Cada uno de los trabaja en una parte diferente del cuerpo. Por ejemplo, el primer chakra se encarga de ayudarte a sentir las conexiones con el mundo que te rodea, mientras que el de la coronilla te abre al mundo espiritual. Todos son importantes y trabajan juntos aunque parezca que trabajan en partes del cuerpo tan diferentes. Cuando uno no funciona correctamente, puede empezar a afectar al funcionamiento de los otros; y si no te tomas el tiempo de darles la curación que necesitan, empezarás a notar que muchos de los chakras empiezan a fallar.

Además, hay varias maneras en que las cosas pueden ir mal. Muchas veces, cuando hay problemas, es porque están cerrados y no son capaces de dejar entrar parte de la energía que se necesita. Por ejemplo, cuando el chakra del corazón está cerrado, es posible que no puedas experimentar las emociones y que te veas como alguien de corazón frío con otras personas. Además, es posible que el chakra del corazón, o cualquiera de los otros chakras, esté demasiado abierto, lo que podría dar lugar a que sientas demasiadas emociones y siempre estés destrozado por ellas.

Debes trabajar para mantenerlos equilibrados en la medida de lo posible. En nuestro mundo moderno, esto puede parecer algo casi imposible de trabajar. Ya estás sobrecargado de trabajo, estresado, y mucho más, así que ¿qué sentido tiene mantenerlos en equilibrio si todo en tu vida ya está trabajando en tu contra? Se necesita un poco de dedicación y trabajo duro, pero con un poco de persistencia, puede hacer que sean tan fuertes como sea posible.

A las personas que asisten a clases de yoga se les suele enseñar algunos datos sobre los chakras y su importancia para mantener una mente y un cuerpo sanos. Al igual que la gente es aficionada o tiene fe en la astrología, los chakras pueden estar conectados con la astrología y en sintonía con la anatomía humana. Cada uno representa el núcleo del cuerpo humano y cómo su equilibrio o desequilibrio puede afectar a los seres humanos tanto física como mentalmente. Pueden ser la respuesta a por qué las personas se pierden en sus vidas, se sienten cansadas o ansiosas, rotas por dentro, se ahogan en la tristeza, son tímidas, no tienen confianza, etc. Establecer una conexión es una de las primeras cosas que debes hacer cuando te enfrentas a una situación difícil.

Otra forma de abordar el poder de los chakras es en un lugar entre lo espiritual y lo psicológico, o "psicoespiritual". Incluso se podría decir que cuidar el bienestar mental debería ser prioritario sobre la salud física. Esto se debe a que la forma en que nuestro cuerpo se cura depende de cómo se cura la mente. Las lesiones físicas pueden tratarse con medicamentos, pero la rapidez con la que se curan depende de la fuerza de voluntad.

Por eso están ahí, y están incrustados en nosotros. Sólo tenemos que desbloquearlos y utilizarlos en todo su potencial. Muchas personas están desperdiciando sus preciosas energías, y algunas ni siquiera saben cómo recuperarlas. Son tan misteriosos como la astrología, pero fueron descubiertos y ahora forman parte de nuestras vidas.

Numerosas ideologías curativas utilizan los chakras para evaluar a un individuo y determinar con precisión el trabajo que debe realizarse en él. También pueden ser utilizados como un lugar para descubrir diferentes tipos de curación, mientras que también echar un vistazo a exactamente qué tipo de daño puede haber sido hecho.

El trabajo con los chakras da una premisa a los especialistas para que puedan armar el rompecabezas de la persona en su totalidad y sus problemas particulares. Al percibir y trabajar con los de un individuo, un experto logrará una mayor comprensión de cualquier problema con el que su paciente esté luchando. Esto también proporciona un punto de partida en el viaje hacia la curación esencial.

Estos chakras, funcionan como bombas o válvulas, dirigiendo la corriente a través de nuestro marco energético. El cuidado de estos refleja las elecciones que hacemos sobre cómo decidimos reaccionar a las condiciones a lo largo de nuestra vida. Abrimos y cerramos estas válvulas cuando elegimos qué pensar y qué sentir, y a través de qué canal perceptivo decidimos encontrarnos con nuestro entorno general.

Los chakras no son físicos. Son partes de la conciencia del mismo modo que las emanaciones son partes de la cognición. Son más densos que las cualidades específicas que representan y sanan, pero no tan densos como el cuerpo físico. Se conectan con el cuerpo físico a través de dos vehículos significativos: el marco endocrino y el sistema sensorial. Cada uno de los siete chakras está conectado con uno de los siete órganos endocrinos y, además, con un conjunto de nervios llamado plexo. Por lo tanto, cada uno está conectado con partes específicas del cuerpo, y capacidades específicas dentro del cuerpo son controladas por el plexo y el órgano endocrino conectado con ese.

La mayor parte de tus facultades, tu conciencia, la mayoría de tus observaciones, y todo lo que puedas encontrar en la vida, podría separarse en siete clases. Cada clase podría estar conectada con uno específico. En consecuencia, los chakras hablan con partes específicas de tu cuerpo físico, así como con partes específicas de tu mente.

Cuando sientes presión en tu mente, la sientes en el chakra conectado con el estrés, y la sientes en la parte física del cuerpo que también está conectada con el estrés. El lugar en el que sientes la ansiedad depende del motivo por el que la sientas. La presión es identificada por los nervios del plexo conectados con ese y transmitida a las partes del cuerpo controladas por ese mismo plexo. En un momento dado, el individuo empieza a notar también dolor físico.

Estas manifestaciones nos ayudan a averiguar exactamente lo que está ocurriendo en nuestra mente y cuerpo, y la crítica figurativa de la manifestación se hace evidente cuando empezamos a verlas por nosotros mismos. La manifestación sirve para transmitir al individuo a través de su cuerpo lo que se ha estado haciendo a sí mismo en su mente emocional y mental. Cuando alguien finalmente acepta lo que es posible en su vida, entonces puede empezar, así como ver la curación, como indica lo que el individuo se permite aceptar como concebible.

Creemos que todo es concebible. Aceptamos que todo puede arreglarse y curarse. Es simplemente una cuestión de cómo hacerlo. Entender los chakras te permite comprender la relación entre tu cuerpo y tu mente, y posteriormente ver tu cuerpo como una guía de tu conciencia. Te proporciona una comprensión superior de ti mismo y de los que te rodean. Puede ayudarte a comenzar con la curación que te mereces, y puede ayudarte a encontrar la manera de vivir la vida que siempre has querido vivir.

Hay tantas capas de auras como chakras, así que con cada uno, hay una capa fuera de la superficie de tu piel que está conectada a cada chakra y todas ellas juntas emiten de todo tu sistema. Imagínate caminando todo el día con una gran y colorida cúpula de luz rodeando tu cuerpo. Esto sería el campo áurico procedente. Todo el mundo tiene esta energía y tenerla significa que siempre estás vivo con el color y la luz que vienen de ellos.

Los chakras en sí están cada uno en una ubicación específica dentro de tu cuerpo comenzando en la base de tu columna vertebral. Cada uno tiene una energía y un propósito muy específicos y tiene sus vínculos con varios aspectos físicos y mentales del ser. Por ejemplo, el de la raíz está conectado con las piernas, los pies y el intestino grueso, así como con las glándulas sexuales (testículos/ovarios). También está relacionado con los sentimientos de seguridad, estabilidad, vitalidad física y prosperidad. Cuando tu chakra raíz está sano, estos sistemas están sanos. Cuando tu chakra raíz está bloqueado, puedes tener problemas relacionados con su salud física, su prosperidad y su sustento, así como problemas con su órgano digestivo inferior, o dolor y molestias en las piernas y los pies.

Cómo funcionan los chakras

Tú naces con tu proyecto de vida único y tu sistema es una parte de ese proyecto. A medida que crezcas, adquirirás conocimientos y recibirán energía a medida que aprendas y experimentes la vida. Es similar a la forma en que tu mente absorbe el conocimiento al leer un libro. Ellos absorben el conocimiento leyendo la energía de la vida e incorporándola a tu sistema de comprensión y autocomprensión.

Cuando tienes situaciones de vida incómodas, como dinámicas de vida tempranas desafiantes con tus cuidadores o traumas y desalientos, tus chakras responden y reaccionan a estas experiencias de vida bloqueando el flujo de energía como si se les enseñara a cerrarse y no fluir abiertamente. Un ejemplo de esto podría ser una experiencia de la infancia en la que un padre o cuidador te castiga repetidamente por derramar la leche en lugar de tranquilizarte porque los accidentes ocurren. Con el tiempo, la tuya aprenderá a sentir vergüenza, culpa y aprensión por cometer cualquier tipo de error, no sólo por derramar la leche en la mesa de la cocina.

Eventualmente, estas transformaciones energéticas a través de tus experiencias de vida pueden crear una identidad falsa de quien realmente eres, en comparación con lo que tu energía y tu alma son enseñadas por influencias externas, experiencias, actitudes, creencias y agendas.

Cada chakra tiene su propio impacto único en ti y en la composición del alma y trabajan juntos para ayudarte a existir en tus ciclos de vida con la energía que tienen. Si estás bloqueado, puede que te hayas acostumbrado a vivir de una sola manera y hayas mantenido creencias de que eso es justo lo que eres y cómo se supone que debe ser tu vida o que será sin importar qué. Los chakras se limpian fácilmente, se desbloquean y se descongestionan de los altibajos de la vida para ayudarte a alcanzar la unidad contigo mismo y el verdadero propósito de tu alma.

Muchas personas buscan respuestas fuera de sí mismas para encontrar una manera de sanar su dolor personal, la incertidumbre, las heridas emocionales y la dificultad para salir de la rutina. Las respuestas están siempre dentro de ti y la forma en que trabajas con tus chakras es el comienzo de la curación de tu vida.

En muchos sentidos, los chakras son el primer y el último lugar en el que debes comprobar qué, dónde, cuándo, por qué y cómo te sientes en tu vida. Tu sistema energético está siempre en línea y su salud es tan importante como la de tu cuerpo físico y mental.

Capítulo 3. Los siete chakras

Aunque algunas personas creen que hay hasta 114, la mayoría se centra simplemente en estos siete principales. Cada uno rige su propio conjunto de sentimientos, emociones, órganos y comportamientos. También tienen su propio color y ubicación en el fondo. En este capítulo, vamos a profundizar en el conocimiento de cada uno de los siete chakras. Comenzaremos con el que se encuentra en la parte inferior de la columna vertebral, conocido como el "chakra raíz", y subiremos hasta el que se encuentra en la parte superior de la columna vertebral, llamado "chakra corona". Este orden nos lleva del primer al séptimo chakra. A lo largo del camino, aprenderás todo lo que necesitas saber sobre cada uno de ellos.

El chakra raíz

El primero de los siete chakras es el chakra raíz. Este chakra de color rojo brillante está situado en la base de la columna vertebral, entre las piernas. En algunos textos o enseñanzas, este se asocia con un tono marrón terroso, en lugar de rojo.

El chakra de la raíz es el responsable de que te sientas arraigado y estable en tu vida, así como de que tengas una sensación de seguridad. La señal más común de que está desalineado es una sensación de ansiedad. Este síntoma se puede experimentar tanto si este chakra está poco activo como si está hiperactivo. Si está poco activo, también experimentará sentimientos de inseguridad o miedo en su vida. Si está hiperactivo, es posible que te sientas estancado en tus costumbres o que te cueste aceptar la transición o el cambio en tu vida. En cualquier caso, el mejor método para equilibrar este chakra es meditar y practicar técnicas de conexión a tierra. Al hacerlo, ayudarás a aliviar muchas de las dolencias que surgen con él.

Este se asocia directamente con los órganos como el riñón, las glándulas y órganos reproductores y la columna vertebral. Si estás experimentando alguna dificultad como infecciones o dolor en los riñones, dificultad en la reproducción o con las hormonas reproductivas, o dolor en la columna vertebral, puede ser debido a que tu chakra raíz está desalineado. Es probable que puedas restablecer el equilibrio de tu chakra y experimentar una reducción del estrés en cualquiera de estos sistemas.

El chakra sacro

El segundo de los siete es el chakra sacro. Este chakra se encuentra por encima de la pelvis, entre las caderas. Resuena con el color naranja.

El chakra sacro es responsable de tu pasión, sexualidad y creatividad. Si está poco activo, es posible que te cueste crear, que te sientas apático o rígido, o que sientas que te cierras a la intimidad. Cuando está muy poco activo, puedes experimentar no sólo una falta de intimidad física, sino también emocional. Por el contrario, si está hiperactivo, puedes sentirte extremadamente sexual hasta el punto de considerarte una especie de adicto al sexo. También es posible que tengas tendencia a apegarte emocionalmente con facilidad. En cualquier caso, debes tomarte el tiempo necesario para equilibrarlo. Puedes hacerlo a través de la meditación, la atención plena y el uso de algunos de los métodos naturales que se comentan más adelante en este libro.

Este está directamente asociado con los órganos como la vesícula biliar, las glándulas suprarrenales, el sistema inmunológico, los órganos de desecho, el metabolismo y el bazo. Cuando estás experimentando dolencias dentro de cualquiera de estos, debes tomarte el tiempo para devolver el equilibrio a tu chakra sacro. Al hacerlo, es probable que elimine un gran número de sus efectos secundarios y síntomas negativos.

El chakra del plexo solar

El tercero es el del plexo solar y, una vez más, su ubicación puede parecer obvia. Está situado en el plexo solar, justo encima del ombligo. Este chakra amarillo dorado es uno poderoso que resuena profundamente con muchas áreas de nuestra vida.

Este es responsable de los sentimientos de autoconfianza, voluntad, poder personal y fuerza. Cuando se siente cualquier desalineación dentro del chakra, los inconvenientes emocionales serán difíciles de manejar. Con un chakra del plexo solar poco activo, descubrirás que te sientes impotente, tímido o con poca confianza en ti mismo. Si sientes una baja autoestima, a menudo también se asocia con este. También es posible que te falte dirección o propósito en tu vida. Si está hiperactivo, es posible que seas potencialmente agresivo o dominante y que tiendas a intentar ser el "jefe" de las situaciones. Esto es algo que no se debe buscar. Equilibrarlo te ayudará a sentirte más seguro de ti mismo y con más poder sin sentir que tienes que ser dominante.

Los órganos asociados al chakra del plexo solar son la parte superior de la columna vertebral, el hígado, el estómago, el páncreas y el metabolismo. Cuando está desequilibrado, puedes experimentar dolor o dolencias en cualquiera de estos sistemas. Cuando se equilibra, es probable que cada uno de ellos funcione con mayor eficacia y que tu bienestar general se vea reforzado por ello.

El chakra del corazón

El cuarto de los siete es el chakra del corazón. Este está asociado con el color verde y se encuentra directamente en el centro de la caja torácica. Como puede suponer, se encuentra exactamente donde está su corazón. Algunas personas lo llaman el "centro del corazón". Los dos parecen ser utilizados indistintamente en todo el texto con respecto a la curación de la energía y el cuerpo energético. En este libro, lo llamaremos el chakra del corazón.

El chakra del corazón es el principal responsable de los sentimientos de amor y compasión. Cuando experimentas un chakra del corazón poco activo, puedes encontrarte con que te cuesta sentir amor o compasión por las personas y las cosas en tu vida. Incluso puede que te cueste experimentar estas emociones por ti mismo. Si el está hiperactivo, puedes sentir que amas y das compasión libremente hasta el punto de que te vuelves pegajoso o demasiado afectuoso con la gente. Si se da alguna de estas situaciones, necesitas equilibrarlo. Puedes hacerlo tomándote el tiempo necesario para ir hacia dentro y descubrir qué es lo que te hace ser de una manera u otra. A menudo, nos vemos afectados por experiencias emocionales en nuestras vidas que nos hacen ser extremadamente fríos o extremadamente afectuosos con los demás.

Este se correlaciona directamente con el órgano del corazón, los pulmones y el timo. Si estás experimentando dolencias en cualquiera de ellos, es posible que desees hacer algún trabajo de equilibrio energético con tu chakra del corazón para restaurar el equilibrio y la armonía dentro de ellos. Hacerlo puede aliviar cualquier dolencia que le moleste.

El chakra de la garganta

Como habrás adivinado, el quinto, conocido como el chakra de la garganta, está situado en la garganta. El color que se correlaciona con este es un color azul brillante y vibrante. Típicamente, se ve más como un color azul claro, aunque se puede ver representado como casi cualquier tono de azul.

Este es responsable de la comunicación honesta y de la facilidad de expresión. Cuando está poco activo, puede experimentar síntomas de retraimiento o incluso de frustración, tristeza o enfado debido a la sensación de que no está diciendo su verdad. Por el contrario, si está hiperactivo, es posible que hable en exceso y no se filtre hasta el punto de que se le considere mandón o grosero. O puede ser un mal oyente y escuchar simplemente para tener la oportunidad de responder. Cuando experimentes cualquiera de estos síntomas, es importante que te tomes el tiempo necesario para desarrollar una práctica de atención plena y permitirte recuperar el control sobre tu voz. Deberías trabajar para ser honesto si sientes que estás ocultando tu verdad, o deberías trabajar para guardarte los pensamientos o aprender a censurarte si estás dando información u opiniones con demasiada libertad hasta el punto de que está inhibiendo tu vida.

El chakra de la garganta está asociado con el sistema respiratorio, la tiroides y todos los órganos que están asociados con la garganta y la boca. Si experimentas alguna dolencia con estos órganos, puedes estar experimentando síntomas físicos de uno desequilibrado. El síntoma más frecuente es la sensación de tener un nudo en la garganta. Puedes eliminar o aliviar estos síntomas restaurando el equilibrio de tu chakra de la garganta y diciendo tu verdad sin exagerar.

El chakra del tercer ojo

El del tercer ojo está situado directamente entre las cejas y ligeramente por encima de ellas. Este se indica con el color índigo y se considera el sexto de los siete. Para muchos, este es el más popularmente reconocido ya que se habla de él en muchos textos y enseñanzas espirituales.

El chakra del tercer ojo es el responsable de la conexión con la intuición, la visión psíquica y la perspicacia. Cuando se experimenta uno un poco activo, se puede luchar para mantenerse en contacto con tu lado intuitivo, o puedes sentirte perdido, y como si estuvieras vagando por la vida. Por el contrario, si está hiperactivo, puedes sentirte paranoico con tus instintos y analizar en exceso cosas que son completamente normales en la vida. Para equilibrar este, querrás meditar. Tu meditación puede tener la intención de relajar el chakra, o de abrirlo, dependiendo de si está poco o demasiado activo. Como resultado, debería devolverte a un flujo saludable en el que puedas reconocer y escuchar tu intuición sin desarrollar ningún miedo o paranoia en torno a la información que te trae.

Físicamente, el chakra del tercer ojo está asociado con la glándula pineal, la glándula pituitaria, los ojos, las hormonas y el cerebro. Si estás experimentando una mala alineación, podrías experimentar una serie de dolencias con cualquiera de estos órganos. Puedes tener dolores de cabeza detrás de los ojos o experimentar alteraciones en la visión, puedes tener dolores de cabeza frecuentes o "niebla cerebral", puedes experimentar cambios hormonales que alteren tu bienestar, o puedes experimentar glándulas pineal y pituitaria hiperactivas o hipoactivas. Devolver el equilibrio debería ser capaz de ayudarte a sanar estas dolencias.

El chakra de la corona

Situado en la parte superior del cuero cabelludo, en la parte superior de la cabeza, el chakra de la coronilla se corresponde con el color púrpura. Sin embargo, algunas personas creen que este corresponde al color blanco. Puedes utilizar cualquiera de los dos que resuene contigo, pero para este libro y estas enseñanzas, vamos a utilizar el color púrpura. Este se considera el séptimo.

El chakra de la corona es responsable de ayudar a las personas con la sabiduría, estar en sintonía con el universo y conectarse con el reino espiritual. Cuando este está poco activo, puedes sentirte desconectado del espíritu y como si estuvieras tomando una serie de decisiones tontas. Cuando está hiperactivo, puedes sentirte como si tuvieras la cabeza en las nubes y tuvieras dificultades para conectar con la realidad. Ninguno de estos síntomas es positivo, por lo que es importante devolverle el equilibrio para sanarlo. Cuando funcione de forma óptima, podrás tener una conexión saludable con el reino espiritual mientras te sientes firmemente arraigado en tu vida. Si está hiperactivo, querrás conectarte a la tierra para volver a ella. Si está poco activo, querrás meditar y establecer la intención de reabrir tu capacidad para interactuar con el reino espiritual.

Este es responsable de gobernar el cerebro, la glándula pineal, tus ciclos biológicos y la médula espinal. Cuando está desequilibrado, puedes experimentar dolencias en cualquiera de ellos. Tu glándula pineal puede no funcionar bien, puede que te cueste dormir bien o que duermas demasiado, puede que experimentes dolor en la zona de la columna vertebral o que tengas "niebla cerebral" o frecuentes dolores de cabeza. Si notas varias de estas dolencias o alguna que parece ser persistente y difícil de manejar, puede considerar la posibilidad de sanar y equilibrar tu chakra de la corona. Es posible que esté desequilibrado y que provoque una falta de bienestar en cualquiera de estas áreas.

Cuando veas un mapa de los chakras, puedes notar que están coordinados en los colores del arco iris. Este conocimiento es maravilloso, ya que te ayudará a recordar qué color está asociado con cada uno. Recuerda que el rojo empieza en la base y el morado está en la cima. Cada uno tiene su propio color, emociones, comportamientos y órganos asociados a él. Cuando alguno de ellos está poco o demasiado activo o desalineado de alguna manera, puede experimentar síntomas asociados con cualquier cosa de la que su chakra particular sea responsable. Si experimentas síntomas específicos, puedes revisar los chakras para ver cuál se asocia con el lugar donde se sienten los síntomas. Entonces puedes trabajar con ese para traer la paz y la armonía a él y, con suerte, aliviar algunos o todos tus síntomas.

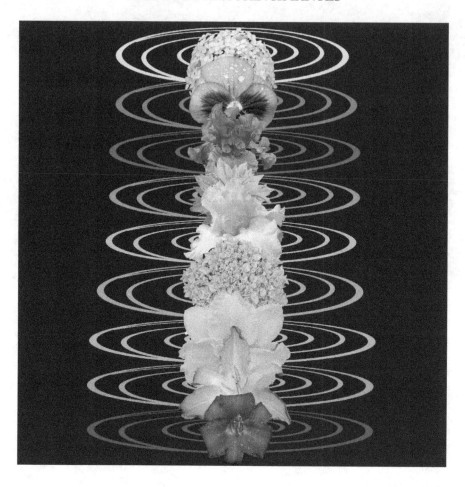

Capítulo 4. Técnicas de meditación

A l igual que los chakras, la meditación es una práctica antigua que ha experimentado un reciente resurgimiento en el mundo moderno. Muchas culturas y religiones diferentes tienen su propia forma de meditación, desde el hinduismo y el budismo hasta el cristianismo místico.

En esencia, la meditación es una práctica realizada para transformar la conciencia humana. En las tradiciones religiosas de todo el mundo, la meditación se ha utilizado para conectar con lo divino y cultivar un sentido de unidad. En el mundo secular, la meditación se ha utilizado como una forma de enfocar la mente y mejorar la concentración, la conciencia y la salud mental.

Este capítulo abordará algunas de las formas más populares de meditación, pero la lista no es definitiva. También se hablará de cómo se puede utilizar la meditación para sanar los chakras y se presentarán algunas prácticas de meditación que puedes integrar en tu práctica diaria.

Meditación zen

La meditación zen, o Zazen, es una antigua forma de práctica budista. El zen puede considerarse una práctica espiritual, ya que su objetivo es lograr la claridad y el despertar final de la mente. La práctica se centra en la respiración y en observar el paso de los pensamientos y sentimientos sin juzgarlos. En última instancia, la meditación zen puede conducir a una sensación de paz, interconexión y una perspectiva ampliada más allá de los propios impulsos y deseos individuales.

La meditación sentada, en la que el practicante se sienta erguido sobre un cojín, y la meditación a pie, en la que el practicante camina lentamente por una ruta designada, son dos formas comunes de meditación Zen. Algunas escuelas Zen también utilizan koans o acertijos para ayudar al practicante a expandirse más allá de la mente del pensamiento lógico. Muchos practicantes de la meditación zen estudian con un maestro, al menos al principio de su práctica, para aprender la técnica adecuada y obtener apoyo mientras construyen su disciplina espiritual. Uno de los maestros zen modernos más populares es Thich Nhat Hanh, un monje budista zen de la tradición vietnamita.

Meditación trascendental

La meditación trascendental proviene de la tradición védica. Si recuerdas, los Vedas son las escrituras hindúes más antiguas y también es donde se mencionaron por primera vez los chakras. Como su nombre indica, la meditación trascendental tiene como objetivo ayudar a una persona a trascender su nivel actual de conciencia y alcanzar la conciencia pura. Como tal, es una forma espiritual de meditación.

La meditación trascendental utiliza mantras o palabras o frases repetidas para ayudar a los practicantes a centrar su mente y expandir su conciencia. A cada practicante se le asigna su propio mantra personal, que es determinado por su maestro de meditación.

Meditación de atención plena

La meditación de atención plena es una práctica secular que se centra en la conciencia del momento presente. El objetivo de esta tradición es ayudar a los practicantes a observar y aceptar su realidad presente sin juzgarla, en lugar de quedar atrapados en pensamientos del pasado o preocupaciones por el futuro. La práctica de la atención plena suele comenzar centrándose en la respiración para ayudar al practicante a aumentar su concentración antes de pasar a la conciencia del entorno, los pensamientos y las emociones.

La meditación de atención plena puede llevarse a cabo en cualquier lugar, no sólo durante la práctica formal, y se ha convertido en una práctica recomendada para las personas que luchan contra enfermedades mentales como la ansiedad y la depresión.

Meditación de la respiración

La meditación en la respiración es otra práctica de meditación secular. Es similar a la meditación de atención plena y a la meditación zen en el sentido de que hace hincapié en la concentración en la respiración; sin embargo, la meditación en la respiración termina ahí. Su objetivo es la respiración en sí misma, no la expansión de la conciencia en el momento presente como en la meditación de atención plena o la expansión de la conciencia como en la meditación Zen.

Los practicantes de la meditación en la respiración aprenden a centrar su mente en cada una de las respiraciones que van y vienen, y a ignorar el entorno y los pensamientos y emociones pasajeras.

Meditación Metta

La meditación Metta, o meditación de la bondad amorosa, tiende hacia el lado espiritual de la meditación, aunque también se utiliza en círculos seculares para mejorar la positividad y la compasión y sanar las relaciones. El objetivo de esta tradición es aumentar los sentimientos de compasión, empatía y bondad amorosa.

La práctica utiliza afirmaciones repetidas de bondad amorosa dirigidas a uno mismo, a otras personas y al mundo en general. Recientemente se ha hecho popular como herramienta para la gestión emocional y la reducción de los síntomas de la depresión y la ansiedad.

Meditación con escáner corporal

Durante la meditación de escaneo del cuerpo, se hace exactamente lo que el nombre sugiere: prestar atención al estado actual del cuerpo. La meditación puede realizarse en cualquier postura, pero muchos practicantes prefieren hacer la meditación de escaneo corporal tumbados para poder estar relajados y sentir plenamente cada zona del cuerpo.

En la meditación de escaneo del cuerpo, la atención se centra conscientemente en diferentes partes del cuerpo, generalmente desde los pies hasta la cabeza. El objetivo es ser consciente de lo que se experimenta en el cuerpo: tensión, dolor, contracción, relajación, expansión. Muchos de nosotros vivimos desconectados de lo que sentimos en nuestro cuerpo; la meditación de escaneo corporal nos ayuda a sintonizar con él. Esto puede ser especialmente útil para identificar los bloqueos de los chakras; por ejemplo, si sientes constantemente dolor en las piernas o frío en los pies durante la exploración del cuerpo, puede ser una señal de que tu chakra raíz necesita sanación.

La meditación y los chakras

La práctica regular de la meditación tiene muchos beneficios que son reconocidos por las comunidades espirituales y los científicos seculares por igual. La meditación también puede utilizarse para mejorar la salud de los chakras. Al igual que muchas de las prácticas descritas anteriormente, la meditación de los puede incluir mantras y afirmaciones, visualización y respiración. Cuando se utilizan correctamente, estas herramientas pueden ayudar a desbloquear y sanar tus chakras para que la energía prana fluya libremente y sin esfuerzo, animando y equilibrando tus sistemas físico, psíquico y espiritual.

Si aún no has identificado cuáles están experimentando bloqueos o desequilibrios, o si eres nuevo en la meditación, puede ser útil empezar con una práctica centrada en tu sistema como un todo. Aquí tienes un ejemplo de dicha práctica utilizando visualizaciones sencillas, seguido de ejemplos de prácticas para equilibrar y sanar cada uno de los siete chakras.

Meditación del sistema de chakras

Busca una posición cómoda para sentarte, ya sea en el suelo con las piernas cruzadas o en una silla. La columna vertebral debe estar recta, pero no rígida ni incómoda. Si estás en el suelo, puede ser útil colocar un cojín o una manta doblada bajo el sacro; esto inclina las caderas hacia delante y ayuda a mantener la postura correcta con más facilidad. Si estás en una silla, coloca los pies apoyados en el suelo. Coloca las manos en el regazo, boca arriba o boca abajo, lo que te resulte más cómodo. Cierra suavemente los ojos.

Dedica unos instantes a explorar tu cuerpo y a relajar cualquier tensión. Las zonas típicas de tensión son alrededor de los ojos, la mandíbula, los hombros y el abdomen. Una vez que tu cuerpo se sienta relajado, respira profundamente varias veces, tratando de concentrar toda tu atención en cada inhalación y exhalación. Hazlo hasta que tu mente empiece a sentirse tranquila y centrada.

Lleva tu atención a la base de la columna vertebral: tu chakra raíz. Visualiza una bola brillante o una rueda giratoria de color rojo intenso. Cada inhalación lleva la energía vital hasta tu raíz, mientras que cada exhalación hace que la bola o rueda roja brille más y gire más rápido. Quédate con esta imagen, inhalando y exhalando, hasta que empieces a sentir un cálido resplandor en la zona de tu chakra raíz.

A continuación, desplaza tu atención hacia el chakra sacro, justo debajo del ombligo. Visualiza una bola brillante o una rueda giratoria de color naranja intenso. Con cada inhalación, la vitalidad fluye hacia tu chakra sacro, y con cada exhalación, la bola o rueda brilla más y gira más rápido. De nuevo, quédate hasta que sientas que el calor se extiende por la zona de tu chakra sacro.

Una vez que hayas alcanzado y respirado en tu chakra coronario, visualiza tu columna vertebral abriéndose. Inhala una luz dorada y brillante -prana puro- que fluye a través de tu chakra coronario y se filtra por toda la columna vertebral. Esta luz rodea y sostiene cada uno de tus chakras y fluye desde tu chakra raíz hacia la tierra. Al exhalar, visualiza la misma luz viajando de nuevo desde tu chakra raíz hasta tu chakra corona y subiendo por la parte superior de tu cabeza hacia el cosmos.

Quédate con la sensación de calidez y conexión todo el tiempo que quieras. Respira profundamente unas cuantas veces más. Comienza a mover lentamente los dedos de las manos y de los pies y a mover suavemente el cuello de un lado a otro. Cuando estés preparado, abre los ojos y vuelve a entrar en la habitación.

En unas pocas sesiones, deberías familiarizarte con la sensación de que están activados: una sensación de calidez y conexión. Una vez que hayas identificado cuáles de tus están experimentando bloqueos o desequilibrios, puedes pasar a sesiones de meditación centradas en esas áreas específicas. A continuación tienes algunos ejemplos de meditaciones para tratar cada uno de los siete chakras.

Chakra raíz

Comienza en tu postura sentada favorita, ya sea en el suelo con las piernas cruzadas o en una silla con los pies bien apoyados en el suelo. Preste atención a su postura: la espalda debe estar recta pero no rígida. Coloca las manos en el regazo con las palmas hacia abajo; esto te ayudará a tener una sensación de estar conectado a la tierra.

Cierra los ojos y respira profundamente por la nariz y por la boca. Examina tu cuerpo en busca de tensiones y respira en esas zonas hasta que sientas que el estrés empieza a disiparse.

Lleva tu atención a tu chakra raíz, situado en la base de la columna vertebral. Fíjate en el punto en el que tus nalgas se encuentran con la silla o el suelo; siente cómo tu cuerpo se apoya en ese punto. Imagina que cada inhalación se desplaza desde la punta de la nariz hasta este punto y que cada exhalación se desplaza de vuelta a la columna vertebral.

Comienza a visualizar una flor de loto roja de cuatro pétalos en tu chakra raíz. Sus pétalos están bien cerrados. Con cada inhalación, la flor brilla un poco más. Con cada exhalación, los pétalos comienzan a abrirse más y más, creando una fuerte y hermosa floración.

Mientras observas cómo florece y brilla, te sientes llamado a hablarle. Ahora, con cada exhalación, canta el sonido semilla del chakra raíz de LAM, ya sea en silencio o en voz alta. Mientras cantas, empiezas a ver raíces rojas brillantes que crecen desde la base de la flor de loto. Estas raíces se extienden hacia abajo a través de la silla o el suelo en el que estás sentado y empujan a través de la tierra, extendiéndose todo el camino hasta el centro del planeta. Ahora, con cada inhalación, atraes la fuerza y la estabilidad de la tierra hacia arriba a través de las raíces, y con cada exhalación y cada canto de LAM, envías energía de vuelta a la tierra, enraizándote y conectándote.

Continúa con este patrón de respiración y visualización hasta que sientas que tu chakra raíz se calienta y se expande. Cuando estés listo para terminar tu meditación, imagina que las raíces de la flor de loto vuelven a subir a tu chakra raíz, trayendo con ellas la estabilidad y la seguridad que necesitas. Suelta el canto y la visualización y haz unas cuantas respiraciones profundas para cerrar. Mueve los dedos de las manos y de los pies y estira el cuello de lado a lado. Cuando estés preparado, abre los ojos y vuelve a entrar en la habitación.

Realiza esta meditación siempre que te sientas ansioso, sin conexión a tierra o inseguro, para reconectar con tu chakra raíz.

El Chakra Sacro

Siéntate cómodamente, ya sea en el suelo con las piernas cruzadas o en una silla con los pies apoyados en el suelo. Coloca las manos sobre el regazo; pueden estar boca arriba o boca abajo, lo que te resulte más cómodo. Inhala profundamente por la nariz y exhala por la boca. Cierra suavemente los ojos. Examina tu cuerpo en busca de zonas de tensión y respira en ellas hasta que empieces a relajarte.

Cuando te sientas relajado, lleva tu atención al chakra sacro, situado en el sacro, justo debajo del ombligo. Imagina que cada inhalación viaja desde la nariz hasta este punto y que cada exhalación viaja de vuelta a la columna vertebral.

Imagina una flor de loto naranja de seis pétalos, con sus pétalos bien cerrados. Cada inhalación hace que la flor brille más, mientras que cada exhalación hace que los pétalos florezcan un poco más. Respira en tu flor durante el tiempo que consideres necesario.

Una vez que el loto haya florecido por completo, empieza a cantar el sonido semilla del chakra sacro, VAM, con cada exhalación. Una cálida luz naranja comienza a extenderse desde la flor de loto. Los bordes de la luz se extienden como una ola, conectándote con la vibra elemental del agua del chakra sacro. Con cada canto, la luz se expande más y más, llenando la región de tu chakra sacro y luego llenando todo tu cuerpo y derramándose en la habitación a tu alrededor.

Continúa con este patrón de respiración y visualización hasta que tu chakra sacro se sienta cálido y expansivo. Cuando estés listo para terminar la meditación, observa cómo la luz naranja se contrae lentamente en tu chakra sacro con cada inhalación, llenándolo con una sensación de pasión, creatividad y flujo. Suelta la visualización y haz unas cuantas respiraciones profundas de cierre. Mueve los dedos de las manos y de los pies y estira el cuello de lado a lado. Cuando estés preparado, abre lentamente los ojos y vuelve a tu día.

Haz esta meditación cada vez que te sientas estancado y sin inspiración.

El chakra del plexo solar

Comienza de nuevo en posición sentada en el suelo o en una silla con las manos en el regazo, boca arriba o boca abajo. Siéntate con la columna vertebral recta pero no rígida. Cierra suavemente los ojos y respira profundamente por la nariz y por la boca. Examina tu cuerpo en busca de cualquier tensión; respira en esas zonas hasta que sientas que la tensión empieza a relajarse.

Cuando estés relajado, empieza a respirar en el chakra del plexo solar, situado justo encima del ombligo y debajo de la caja torácica. Cada inhalación lleva la energía desde las fosas nasales hasta el chakra del plexo solar, mientras que cada exhalación la lleva de vuelta a lo largo de la columna vertebral y hacia fuera.

Imagina una flor de loto amarilla de diez pétalos en tu chakra del plexo solar, con sus pétalos bien cerrados. Al respirar, cada inhalación hace que la flor brille más y cada exhalación abre un poco más los pétalos. Continúa respirando en tu flor hasta que sientas toda la fuerza de su florecimiento. Cuando sientas que tu chakra del plexo solar comienza a fortalecerse y abrirse, empieza a cantar el sonido semilla del chakra del plexo solar, RAM. La vibración del mantra abre aún más tu chakra del plexo solar y una llama amarilla brillante comienza a rodear la flor de loto, aunque la flor no arde. Con cada repetición de RAM, la llama crece más y más hasta que llena tu cuerpo con su poder, quemando todas las dudas y sentimientos de impotencia.

Continúa con este patrón de respiración y visualización hasta que tu chakra del plexo solar se sienta encendido con el fuego de tu poder personal. Cuando estés listo para terminar tu meditación, imagina que el fuego amarillo se aleja lentamente de tu cuerpo hasta que se convierte en una única llama brillante en el centro de tu flor de loto amarilla. Debes saber que puedes invocar esta llama cada vez que tu sentido de poder y autonomía necesite ser reencendido. Suelta la visualización y haz unas cuantas respiraciones profundas de cierre. Mueve los dedos de las manos y de los pies y estira el cuello de lado a lado. Cuando estés preparado, abre los ojos y vuelve a la habitación.

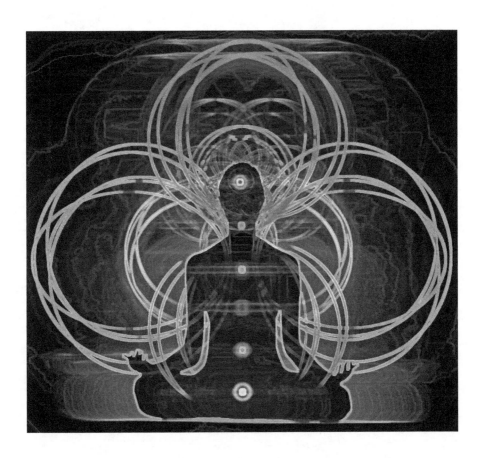

Capítulo 5. Sanación con la energía positiva de los chakras

C uando estás listo para empezar a trabajar en el despertar de los chakras, hay una variedad de formas en las que puedes hacerte cargo de esta curación por ti mismo y también con la asistencia y ayuda de otras fuentes.

Las variaciones de estas técnicas dependen de ti, de tus preferencias y de dónde vayas a buscar ayuda adicional. Hay algunas herramientas que son mejor manejadas por personas que están entrenadas en sus habilidades, pero en realidad puedes aprender muchas de estas habilidades y tomar toda tu curación en tus propias manos.

Empezando con tus primeras ideas para la curación, puedes empezar a cambiar mucha de tu energía yendo a ver a algunos especialistas diferentes que pueden empezar a ayudarte a desbloquearlas a un nivel profundo. La siguiente sección te dará más detalles sobre lo que quiero decir.

Cómo sanar sus chakras con ayuda

Existen diferentes enfoques para sanarlos a través de variaciones de la medicina alternativa y de las prácticas de sanación energética. Estas técnicas son sencillas, asequibles y están ampliamente disponibles en la mayoría de los lugares.

Yoga

El yoga es una forma ampliamente practicada de movimiento corporal y técnica de respiración que en realidad procede de la misma cultura que los describió originalmente en sus antiguos textos religiosos. El yoga está diseñado específicamente para equilibrar tu energía y mantenerte en un estado de ánimo saludable, flexibilidad de cuerpo y ligereza de espíritu.

Todas las formas de yoga incorporan posturas específicas que están estructuradas para permitir que ciertas partes del cuerpo se curen, dependiendo de lo que se esté tratando de lograr. También hay diferentes estilos de técnicas de respiración que complementan las posturas de yoga o asanas para que estés llevando dosis saludables de oxígeno a tus músculos, articulaciones y sistemas de órganos.

Esta práctica corporal no es sólo para la salud física, sino también para tu bienestar mental y espiritual, y muchas personas la practican por encima de otros tipos de ejercicio debido a la larga lista de beneficios para la salud. Desde el punto de vista de la curación y el despertar, resulta ser una de las mejores formas de ejercicio y entrenamiento físico que se pueden realizar.

Incluso hay un tipo específico de yoga que fue creado con el propósito de despertar tu kundalini, la fuerza vital latente que vive en la base de tu columna vertebral en el chakra raíz. Este tipo de yoga está destinado a provocar ese despertar y sanar a través de movimientos, posturas y técnicas de respiración. Se llama específicamente Yoga Kundalini.

Lo más probable es que puedas apuntarte a cualquier clase de yoga o Kundalini en tu zona en cuanto estés preparado. Suele haber muchas opciones y lugares para practicar y una vez que aprendas las posturas y respiraciones generales, puedes empezar a hacer todos estos ejercicios por tu cuenta en casa.

De hecho, muchas personas hoy en día utilizan las clases de yoga en línea para tener una rutina diaria y gratuita que les permita seguir adelante. Puede ser tan fácil como abrir el teléfono o el ordenador a primera hora de la mañana y convertirlo en parte de su rutina habitual.

El yoga es siempre una buena opción para este tipo de trabajo de curación. Prueba una variedad de estilos y decide cuál es el que mejor te funciona en este momento. Puedes probar cada uno de ellos en diferentes momentos de tu despertar, ya que todos son muy diferentes y tendrán un impacto diferente en tu energía general.

Acupuntura

La acupuntura es también una medicina alternativa muy conocida que forma parte de la medicina tradicional china y que se ha abierto camino por todo el mundo en diversas culturas de Occidente. En la medicina tradicional china, la energía de los chakras se conoce como Chi y se dice que fluye a través de lo que se llama meridianos en el cuerpo. Estos meridianos son básicamente un sistema de canales por los que fluye esta vital, y en China hay una variedad de prácticas que se utilizan para ayudar a beneficiar el flujo del Chi.

El Tai chi se considera un arte marcial y se ha utilizado para mantener el equilibrio del flujo de la interior, al igual que la acupuntura. Para esta práctica, hay puntos en todo el cuerpo donde se colocan agujas para estimular el flujo de esta y el reequilibrio. Estos puntos se consideran pequeños chakras y pueden ser influenciados por el pinchazo de una aguja.

Sea cual sea el motivo de tu dolencia, los puntos de acupuntura estimularán el cambio en tu sistema para ayudar a que esas dolencias encuentren un mejor flujo que favorezca la curación y la recuperación, incluso cuando lo único que buscas es tranquilidad y relajación.

La acupuntura está disponible en una gran variedad de clínicas de todo el mundo y a veces se puede encontrar en espacios donde se realizan otros servicios de sanación, como el reiki y el masaje. Cualquiera de ellos sería una excelente adición a tu terapia de curación en curso, especialmente el Reiki, lo que nos lleva a la siguiente sección:

Reiki

El Reiki está diseñado para sanar los chakras. Se basa en la antigua sabiduría de las religiones hindúes y fue desarrollado por un monje budista que estudiaba los escritos de Buda y los métodos de curación e iluminación. Nació en Japón, por lo que el nombre de la práctica es una palabra japonesa, pero la práctica es universal.

Los practicantes y maestros de reiki están sintonizados para actuar como un canal para la curación y son capaces de influir en los chakras a través de su propia capacidad energética para sanar estos centros a través del tacto, o cerniéndose sobre los chakras y conectando con esta. Las posibilidades de curación a través del reiki son infinitas.

Muchas personas han descubierto este tratamiento milagroso e incluso se han convertido en practicantes después de experimentarlo. El cliente se acuesta en una mesa de masaje y el practicante de reiki trabaja con sus auras y chakras para sacar las no deseadas o estancadas, desbloqueando cada área y haciendo más espacio para un mejor flujo de energía y más oportunidad para la curación.

Los chakras se ven fácilmente afectados por este tipo de tratamiento, y aunque los resultados pueden fluctuar entre ser muy obvios y muy sutiles, la transformación energética no se puede confundir.

Es probable que encuentres varios maestros y practicantes de reiki en tu comunidad. Trabajar con este tipo de sanadores es una gran manera de hacer un trabajo de despertar y, si te gustan los resultados, puedes tomar clases para hacer reiki en ti mismo. Es lo primero que se aprende a hacer en una sintonización de reiki: la autosanación. La auto-sanación es el objetivo final y aunque sería bueno ocuparse de cada una de nuestras necesidades, a veces necesitamos la ayuda de otros.

La siguiente sección hablará más sobre las formas en que puedes sanar tus chakras por tu cuenta.

Cómo sanarlos por ti mismo

Todos los métodos anteriores funcionan bien, además de lo que puedes hacer en tu tiempo libre en casa. La práctica de la curación del yo requiere constancia y devoción. Confío en que ya eres capaz de saber que está en tus manos y que tú decides cuánto y con qué frecuencia, pero si realmente esperas inspirar el cambio, la práctica diaria en algún nivel es ideal.

Mantras

Los mantras son una herramienta increíblemente poderosa. Son simples sonidos, palabras o frases que provocan una consecuencia interna y externa específica. Hay muchos mantras y puede resultar confuso decidir qué mantras funcionan mejor en cada situación.

El objetivo de los mantras es informar a la mente de lo que quieres. Los pensamientos pueden ser muy hirientes, acusadores y degradantes para lo que eres y lo que quieres. La idea del mantra es reformular los pensamientos que te mantienen deprimido o deprimida para que tu mente forme vías neuronales más inteligentes emocionalmente para pensar.

Un mantra no tiene que ser una palabra o frase específica para tener significado. ¿Has oído hablar de la clásica palabra "Om"? Om se utiliza con bastante regularidad en las prácticas de yoga y otras experiencias meditativas y te ayuda a conectar con una energía más profunda dentro de tu cuerpo, y también es un mantra.

Los mantras son energía y, como descubrirás más adelante, son una forma excelente de transformar la tuya de negativa a positiva y de mantenerlos en un buen equilibrio.

Meditaciones

La meditación no es algo nuevo. Aunque es una de las palabras de moda. El trabajo que se realiza en torno a la meditación es mucho más sencillo de lo que mucha gente cree. Lo básico es que te sientes en quietud, despejes tu mente y entres en un estado presente contigo mismo. Esto no es tan fácil como parece porque tenemos un montón de pensamientos, sentimientos, preocupaciones y demás que hacen que sea difícil mantenerse centrado y centrarse sólo en el vacío de la mente.

Requiere un poco de práctica, pero unos minutos al día de reflexión tranquila y soledad hacen maravillas, sin importar los pensamientos que puedan estar flotando en el espacio de las nubes de tu mente.

Cuando te tomas el tiempo para meditar, te estás tomando el tiempo para conectarte con la tuya y entonces haces posible escucharla, entender lo que está pasando en tu vida y despejar cualquier cosa que te esté causando problemas o dificultades.

Cristales

Los cristales son objetos fuertes y energéticos. Están hechos por la tierra y llevan vibraciones curativas positivas y frecuencias más altas. Hay muchas variedades y colores diferentes y cada uno tiene un propósito y un significado diferente. Puedes encontrar cientos y cientos de ellos y aprender todo lo que quieras sobre el poder de cada piedra preciosa o cristal.

De hecho, puedes colocarlos sobre cualquiera de tus chakras y dejarlos allí durante 10-30 minutos mientras cierras los ojos y meditas. La energía del cristal se conecta con la del chakra y desde allí ayudará a purgar, equilibrar y transmutar la de esa colocación.

Incluso hay piedras específicas para un chakra concreto. Los cristales suelen compartir las cualidades, de modo que cuando aplicas ese cristal al chakra con el que se conecta, estás informando cómo quiere sentirse a través de la energía de la piedra.

Explorar los cristales te ayudará a encontrar lo que necesitas para acelerar el proceso de transformación. Los cristales son como poner una lupa sobre el asunto y quemarlo con luz, como es el caso del reiki sobre los chakras.

Reiki y yoga

Como ya sabemos, el reiki es un método de curación que ha evolucionado a partir de la sabiduría y las técnicas antiguas. A menudo se aplica a través de un servicio con alguien conocido como un practicante o un maestro que tiene un grado superior de formación en reiki. Una cosa que puedes hacer para ayudar a tu viaje de sanación es capacitarte para hacer reiki en ti mismo.

Las técnicas se dividen en tres niveles de aprendizaje y el primer nivel es para los estudiantes que sólo están interesados en practicar esta técnica de curación en sus propios cuerpos. Puede ser un método muy útil y poderoso para sanar rápidamente y puedes encontrar un maestro de reiki que te de las lecciones en tu comunidad local. Puede que tengas que pagar por la clase y es probable que dure un taller de fin de semana, pero después de eso, tendrás otra excelente herramienta con la que curarte.

El yoga también es algo que puedes enseñarte a ti mismo e inventar tu propia rutina diaria o ritual de yoga te proporcionará la curación continua de la energía de los chakras y el mantenimiento de un buen equilibrio. Incluso hay posturas de yoga que son específicas para cada uno, así que si sientes que estás desequilibrado en un área, puedes diseñar una práctica de yoga que sea específica para las necesidades de ese.

Cualquiera de estas prácticas, o ambas, serían un excelente complemento para trabajar con meditaciones, mantras y cristales. Cuanto más hagas, más rápido sanarás.

Consejos, sugerencias e ideas adicionales

Esta sección proporcionará algunos puntos adicionales de cosas que definitivamente funcionarán para ayudarte a sanar tus chakras, en más de un nivel:

- Pasa tiempo en la naturaleza. Haz senderismo, pasea, túmbate en la hierba, haz jardinería o cualquier otra cosa que te guste hacer al aire libre.
- Baila como si nadie te viera.

- Toca un instrumento musical aunque creas que eres terrible y no tienes ninguna habilidad. La cuestión es hacer ruido, no ser una estrella del pop.

- Come bien. Esto significa verduras frescas, frutas, frutos secos y carnes magras con mucha agua y un bajo consumo de alcohol, azúcar, cafeína y alimentos procesados con ingredientes cuyos nombres no puedes pronunciar fácilmente.

- Aficiones. Encuentra tus aficiones y pasiones y haz que formen parte de tu vida.

- Escucha música, cualquier tipo de música.

- Dedica tiempo a ir a lugares en los que nunca has estado, aunque sea en tu ciudad o en tu pueblo.

- Mira el arte en los museos, en los libros o en Internet.

- Participa en algún tipo de servicio comunitario.

- Toma una clase que siempre has querido tomar. Amplía tus conocimientos.

- Diseña tu vida diaria para que incluya sólo lo que quieres hacer, no sólo lo que sientes que tienes que hacer, aunque signifique trabajar mucho.

- Comparte tus historias y experiencias con otras personas.

- Prueba algo que siempre te ha dado miedo.

- Practica con tu intuición y comprueba lo bien que sabes lo que crees que no sabes.

- Duerme y descansa bien.

Todos estos consejos e indicaciones parecen de sentido común, pero con demasiada frecuencia cada uno de nosotros se olvida de lo que puede hacer para mejorar su energía y su salud. Estas actividades son en realidad formas útiles de alterar la de tus chakras para mejor. Cuando le das lo que realmente quiere y necesita, te estás ofreciendo curación y equilibrio.

Todas estas posibilidades funcionan bien juntas, o lentamente y por separado con el tiempo. No tienes que hacer todo a la vez. Lo que más te llame la atención en este momento es probablemente el mejor lugar para empezar. Utiliza tu intuición.

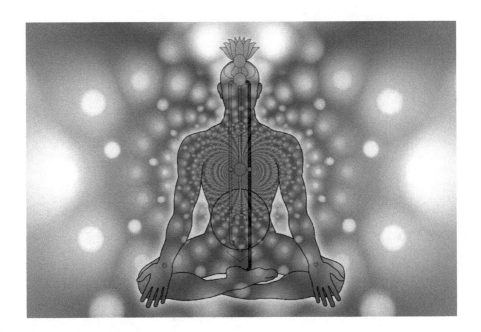

Capítulo 6. Cuándo meditar y sus beneficios

La meditación tiene varios usos, y los beneficios son demasiados para nombrarlos. Haré todo lo posible para asegurarme de que entiendas casi todos los beneficios que hay; sin embargo, quiero que tengas una comprensión completa del poder que la meditación puede proporcionar. Limpiar tus chakras correctamente requiere el uso de la meditación, y el uso adecuado. Sin embargo, no temas en ese sentido. Voy a repasar todo lo que necesitas en forma de ejercicios.

En primer lugar, permíteme repasar los principales beneficios que puede obtener de la meditación diaria:

- **Mejorar la conciencia de sí mismo:** el camino hacia la iluminación comienza con la autorreflexión o con pasar un tiempo en paz con el mundo. Cuando empieces a explorar los reinos interiores de ti mismo, empezarás a cultivar la autoconciencia. Esto es algo que todo el mundo podría ganar. Hay un problema creciente de falta de autoconciencia, principalmente debido a la tecnología moderna disponible. Pasar un tiempo alejado de todo encerrado en un estado de meditación siempre te aportará una mejor conciencia general.

- **Generar amabilidad externa:** Asegurarse de hacer el bien a los demás no es sólo un componente del budismo. También es un principio de la decencia humana. Está demostrado que participar en la meditación diaria ayuda a las personas a practicar la bondad hacia los demás. Hay algo en la paz interior que te empuja a proporcionar a los demás la misma paz mental.

- **Regula la salud emocional:** Cuando sientas que tus emociones están fuera de control, recurrir a la meditación puede ser una forma saludable de lidiar con ellas. Regular tus emociones será cada vez más fácil a medida que explores las profundidades de la meditación. El equilibrio emocional es la piedra angular de la paz interior y de una vida mejor en general.

- **Da major concentración:** Si tienes problemas de concentración, la meditación tiene una respuesta para ello. Se ha demostrado científicamente que experimentar la claridad por la que es tan conocida la meditación suele mejorar la concentración en general. Le dice a tu cerebro que reduzca la velocidad y piense más racionalmente sobre las cosas.

- **Construye conexiones mentales:** Hablando de eso, también se ha demostrado que la meditación ayuda a crear nuevas conexiones en el cerebro. Dado que entras en un estado de atención plena, es casi como estar "dormido" mientras estás despierto. Cuando duermes, estás construyendo conexiones en tu cerebro. Puedes engañar a tu cerebro para que piense que estás durmiendo si ralentizas tu cuerpo y entras en una verdadera atención plena.

- **Mantiene bajos los niveles de ansiedad:** Esto va de la mano con la idea de la regulación emocional. Sin embargo, más allá de esto, está la búsqueda de la disminución de los niveles de ansiedad. Para algunos, se trata de un trastorno grave que requiere tratamiento. La mayoría de los terapeutas sugerirán encarecidamente que se recurra a la atención plena o a la meditación para ayudar a sobrellevar la situación. De hecho, es una parte crucial de uno de los métodos de tratamiento más populares y exitosos que existen actualmente. Este tratamiento se llama "Terapia cognitiva conductual", por si tienes curiosidad.

- **Permite una mejor gestión del estrés:** El estrés general contribuye en gran medida a que las personas se sientan infelices y abrumadas. Reducir los niveles de estrés es crucial para vivir una vida feliz y plena. La meditación te da la oportunidad de dejar de lado tus preocupaciones, miedos y enfados durante unos minutos. Esto te da la oportunidad de calmarte y pensar en las cosas más racionalmente después.

Meditación del chakra raíz

Esta mediación es un método probado para crear una conexión con tu chakra raíz.

Busca una posición cómoda, ya sea tumbado o sentado. Respira profunda y lentamente tres veces. Con cada inhalación, imagina que la respiración la envía al perineo, que es el espacio entre el ano y los genitales. Con cada exhalación, libera lo que estés reteniendo en esta zona. Puede ser dolor o miedo. Incluso podría ser lo que crees que deberías sentir durante esta meditación.

Comienza a dar golpecitos suavemente en la parte superior de tu hueso púbico o a ambos lados de las partes inferiores de tus caderas. Esto despertará la conexión que tienes con tu chakra raíz. Mientras sigues inspirando y espirando por la nariz, dirige tu respiración hacia tu chakra. Imagina una luz roja brillante creciendo y pulsando en tu zona púbica inferior. Para las personas que se identifican principalmente como hombres, la luz debe girar en el sentido de las agujas del reloj. Para las personas que se identifican principalmente como mujeres, la luz debe girar en sentido contrario a las agujas del reloj.

A medida que vayas entrando en tu estado de meditación, habla con tu chakra raíz para ver qué necesita. Respira un poco más para notar si recibes alguna respuesta. Esta respuesta puede ser una palabra, una intuición, un color, una imagen, una canción, un sonido o un sentimiento. Actúa según la respuesta que recibas. Si no aparece nada, no debes preocuparte por ello. Recibirás algo a medida que sigas practicando.

Si no recibes ningún mensaje, pero empiezas a sentir una nueva conciencia en tu chakra raíz, algo así como una pulsación en la parte baja de las caderas y hasta los pies, has establecido una conexión con tu chakra raíz.

Asegúrate de tomar las cosas con calma al empezar. Esto te llevará algo de tiempo y práctica, así que ten paciencia. Si acabas sintiendo algún tipo de dolor en las piernas o en la parte baja de la espalda, es que te estás esforzando demasiado. Tómate un descanso y vuelve a hacerlo más tarde. Recuerda que incluso a los meditadores experimentados les cuesta a veces desconectar la mente. Tómate este momento para observar estos pensamientos sin juzgarlos; déjalos ir y vuelve a centrarte suavemente en tu mente.

Meditación del chakra sacro

Busca una posición cómoda, ya sea tumbado o sentado. Respira profunda y lentamente tres veces. Con cada inhalación, imagina que la respiración envía energía al espacio situado justo debajo del ombligo. Con cada exhalación, libera lo que estés reteniendo en esta zona. Puede ser dolor o miedo. Incluso podría ser lo que crees que deberías sentir durante esta meditación. Si lo deseas, puedes colocar tu mano en esta zona mientras meditas.

Comienza a golpear suavemente la zona debajo del ombligo con dos dedos. También puedes masajear suavemente la zona con un movimiento circular. Mientras sigues inspirando y espirando por la nariz, dirige tu respiración hacia tu chakra. Imagina una luz naranja que crece y pulsa en la zona del bajo vientre. Para las personas que se identifican principalmente como hombres, la luz debe girar en el sentido de las agujas del reloj. Para las personas que se identifican principalmente como mujeres, la luz debe girar en sentido contrario a las agujas del reloj.

A medida que vayas entrando en tu estado de meditación, habla con tu chakra sacro para ver qué necesita. Respira un poco más para notar si recibes alguna respuesta. Esta respuesta puede ser una palabra, una intuición, un color, una imagen, una canción, un sonido o un sentimiento. Actúa según la respuesta que recibas. Si no aparece nada, no debes preocuparte por ello. Recibirás algo a medida que sigas practicando.

Si no recibes un mensaje pero empiezas a sentir una nueva conciencia en tu chakra sacro, algo así como una pulsación en esta zona, has establecido una conexión con tu chakra sacro. Cuando tu meditación llegue a su fin, haz tres respiraciones profundas y lentas. Dirige tus inhalaciones hacia tus pies para que estés conectado a tierra, y luego abre lentamente los ojos.

Asegúrate de tomarte las cosas con calma al empezar. Esto te llevará algo de tiempo y práctica, así que ten paciencia. Si acabas sintiendo algún tipo de dolor en el bajo vientre, es que te estás esforzando demasiado. Tómate un descanso y vuelve a hacerlo más tarde.

Meditación del chakra del plexo solar

Busca una posición cómoda, ya sea tumbado o sentado. Respira profunda y lentamente tres veces. Con cada inhalación, imagina que la respiración envía energía al espacio situado justo encima del ombligo. Con cada exhalación, libera lo que estés reteniendo en esta zona. Puede ser dolor o miedo. Incluso podría ser lo que crees que deberías sentir durante esta meditación. Si lo deseas, puedes colocar tu mano en esta zona mientras meditas.

Comienza a golpear suavemente la zona por encima del ombligo con dos dedos. También puedes masajear suavemente la zona con un movimiento circular. Mientras sigues inhalando y exhalando por la nariz, dirige tu respiración hacia tu chakra. Imagina una luz amarilla que crece y pulsa en la zona del abdomen superior. Para las personas que se identifican principalmente como hombres, la luz debe girar en el sentido de las agujas del reloj. Para las personas que se identifican principalmente como mujeres, la luz debe girar en sentido contrario a las agujas del reloj.

A medida que vayas entrando en tu estado de meditación, habla con tu chakra del plexo solar para ver qué necesita. Respira un poco más para notar si recibes alguna respuesta. Esta respuesta puede ser una palabra, una intuición, un color, una imagen, una canción, un sonido o un sentimiento. Actúa según la respuesta que recibas. Si no aparece nada, no tienes que preocuparte por ello. Recibirás algo a medida que sigas practicando.

Si no recibes un mensaje pero empiezas a sentir una nueva conciencia en tu chakra del plexo solar, algo así como una pulsación en esta zona, has establecido una conexión con tu chakra del plexo solar.

Meditación del chakra del corazón

Busca una posición cómoda, ya sea tumbado o sentado. Respira profunda y lentamente tres veces. Con cada inhalación, imagina que la respiración envía energía al centro del pecho. Con cada exhalación, libere lo que esté reteniendo en esta zona. Puede ser dolor o miedo. Incluso podría ser lo que crees que deberías sentir durante esta meditación. Si lo deseas, puedes colocar tu mano en esta zona mientras meditas.

Comienza a golpear suavemente tu pecho con dos dedos. También puedes masajear suavemente la zona con un movimiento circular. Mientras sigues inspirando y espirando por la nariz, dirige tu respiración. Imagina una luz verde brillante que crece y pulsa en tu pecho. Para las personas que se identifican principalmente como hombres, la luz debe girar en el sentido de las agujas del reloj. Para las personas que se identifican principalmente como mujeres, la luz debe girar en sentido contrario a las agujas del reloj.

A medida que vayas entrando en tu estado de meditación, habla con tu chakra del corazón para ver qué necesita. Respira un poco más para notar si recibes alguna respuesta. Esta respuesta puede ser una palabra, una intuición, un color, una imagen, una canción, un sonido o un sentimiento. Actúa según la respuesta que recibas. Si no aparece nada, no tienes que preocuparte por ello. Recibirás algo a medida que sigas practicando.

Si no recibes un mensaje pero empiezas a sentir una nueva conciencia en tu chakra del corazón, algo así como una pulsación en esta zona, y has establecido una conexión.

Meditación del chakra de la garganta

Busca una posición cómoda, ya sea tumbado o sentado. Respira profunda y lentamente tres veces. Con cada inhalación, imagina que la respiración envía energía a la muesca de la garganta. Con cada exhalación, libera lo que estés reteniendo en esta zona. Puede ser dolor o miedo. Incluso podría ser lo que crees que deberías sentir durante esta meditación.

Comienza a golpear suavemente el hueso de la garganta con dos dedos. También puedes masajear suavemente la zona con un movimiento circular. Mientras sigues inspirando y espirando por la nariz, dirige tu respiración hacia tu chakra. Imagina una luz azul brillante que crece y pulsa en tu garganta. Para las personas que se identifican principalmente como hombres, la luz debe girar en el sentido de las agujas del reloj. Para las personas que se identifican principalmente como mujeres, la luz debe girar en sentido contrario a las agujas del reloj.

A medida que vayas entrando en tu estado de meditación, habla con tu chakra de la garganta para ver qué necesita. Respira un poco más para notar si recibes alguna respuesta. Esta respuesta puede ser una palabra, una intuición, un color, una imagen, una canción, un sonido o un sentimiento. Actúa según la respuesta que recibas. Si no aparece nada, no tienes que preocuparte por ello. Recibirás algo a medida que sigas practicando.

Si no recibes un mensaje pero empiezas a sentir una nueva conciencia en tu chakra de la garganta, algo así como una pulsación en esta zona, has establecido una conexión con tu chakra de la garganta.

Meditación del chakra del tercer ojo

Busca una posición cómoda, ya sea tumbado o sentado. Respira profunda y lentamente tres veces. Con cada inhalación, imagina que la respiración envía energía al entrecejo. Con cada exhalación, libere lo que esté reteniendo en esta zona. Puede ser dolor o miedo. Incluso podría ser lo que crees que deberías sentir durante esta meditación.

Comienza a golpear suavemente la zona del entrecejo con dos dedos. También puedes masajear suavemente la zona con un movimiento circular. Mientras sigues inhalando y exhalando por la nariz, dirige tu respiración a tu chakra. Imagina una luz índigo que crece y pulsa en la zona del entrecejo. Para las personas que se identifican principalmente como hombres, la luz debe girar en el sentido de las agujas del reloj. Para las personas que se identifican principalmente como mujeres, la luz debe girar en sentido contrario a las agujas del reloj.

A medida que vayas entrando en tu estado de meditación, habla con tu chakra del tercer ojo para ver qué necesita. Respira un poco más para notar si recibes alguna respuesta. Esta respuesta puede ser una palabra, una intuición, un color, una imagen, una canción, un sonido o un sentimiento. Actúa según la respuesta que recibas. Si no aparece nada, no tienes que preocuparte por ello. Recibirás algo a medida que sigas practicando.

Si no recibes un mensaje pero empiezas a sentir una nueva conciencia en tu chakra del tercer ojo, algo así como una pulsación en esta zona, has establecido una conexión con tu chakra del tercer ojo.

Meditación del chakra de la corona

Busca una posición cómoda, ya sea tumbado o sentado. Respira profunda y lentamente tres veces. Con cada inhalación, imagina que la respiración envía energía a la parte superior de la cabeza. Con cada exhalación, libere lo que esté reteniendo en esta zona. Puede ser dolor o miedo. Incluso podría ser lo que crees que deberías sentir durante esta meditación.

Comienza a golpear suavemente la parte superior de la cabeza con dos dedos. También puedes masajear suavemente la zona con un movimiento circular. Mientras sigues inspirando y espirando por la nariz, dirige tu respiración hacia tu chakra. Imagina una luz púrpura que crece y pulsa en la parte superior de tu cabeza. Para las personas que se identifican principalmente como hombres, la luz debe girar en el sentido de las agujas del reloj. Para las personas que se identifican principalmente como mujeres, la luz debe girar en sentido contrario a las agujas del reloj.

A medida que vayas entrando en tu estado de meditación, habla con tu chakra de la coronilla para ver qué necesita. Respira un poco más para notar si recibes alguna respuesta. Esta respuesta puede ser una palabra, una intuición, un color, una imagen, una canción, un sonido o un sentimiento. Actúa

85

según la respuesta que recibas. Si no aparece nada, no tienes que preocuparte por ello. Recibirás algo a medida que sigas practicando.

Si no recibes un mensaje pero empiezas a sentir una nueva conciencia en tu chakra coronario, algo así como una pulsación en esta zona, has establecido una conexión.

Capítulo 7. Consejos y trucos para mejorar la postura al meditar y los mantras

Restablecer el equilibrio de tu chakra raíz no hará que el dinero entre directamente en tu cuenta bancaria, ni resolverá milagrosamente tus problemas profesionales o personales. Un chakra raíz equilibrado te ayudará a perder el miedo asociado a las constantes preocupaciones por el dinero y la obsesión por ejercer el control sobre cada situación. Estas son algunas técnicas:

- Practica la meditación centrada.
- Busca un espacio tranquilo, seguro y apartado.
- Siéntate en una postura con las piernas cruzadas, con la espalda y la columna vertebral rectas, y los hombros relajados pero mantenidos firmemente hacia atrás.
- Apoya las manos en las rodillas, con las palmas apuntando hacia arriba.
- Cierra los ojos y empieza a inspirar y espirar profundamente, relajando todos los músculos por completo, uno por uno, mientras lo haces.

- Concéntrate en la región donde se encuentra el chakra de la raíz, en el coxis. Trata de notar cualquier tensión y relájate.

- El chakra de la raíz se asocia con el color rojo, así que intenta visualizar un cálido círculo rojo en la base de la columna vertebral.

- Durante los siguientes 3-5 minutos, mantén una respiración constante y concéntrate en intentar ampliar el tamaño y la calidez del círculo rojo.

- Come alimentos que te ayuden a tomar tierra.

- Cambiar tu dieta puede ser una parte importante para restablecer el equilibrio en todos. Consume alimentos como las judías, el tofu, los guisantes y otras verduras y alimentos ricos en proteínas, frutas de color rojo como las fresas, las cerezas y los tomates, y hortalizas de raíz como la remolacha, los rábanos y las patatas que crecen en la tierra.

- Usa afirmaciones. Los cantos y las afirmaciones son esenciales para redirigir tus vibras mientras aprendes a equilibrar tus chakras. Las siguientes son afirmaciones que han ayudado a muchos a restablecer el equilibrio del chakra raíz:

  o "Vaya donde vaya, siempre estoy a salvo y seguro".

- o "En este momento, estoy estable y con los pies en la tierra".
- o "Confío en que todas mis necesidades de seguridad y protección serán satisfechas".
- o "Estoy sano en cuerpo y mente, y tengo una vida abundante".
- o "Estoy anclado a la tierra".
- o "Confío en que el universo me apoyará y guiará".
- o "Mi hogar es seguro y feliz".

En muchos sentidos, el chakra raíz es el más importante de todos. Junto con el de la corona, representa uno de los dos puntos a través de los cuales el prana entra en el cuerpo sutil para proporcionar el poder nutritivo y la fuerza vital que necesitamos para mantenernos, mental, física y espiritualmente.

Y lo que es más importante, ya que el chakra raíz está asociado a las necesidades esenciales de la vida, será muy difícil encontrar el equilibrio en cualquier otra área si hay interrupciones o dificultades aquí. Especialmente si la práctica de la meditación es nueva para ti, dedicar tiempo a explorar las formas en que un chakra raíz equilibrado puede ayudarte a sanar y a crecer puede ser gratificante y agradable.

Cómo equilibrar el chakra sacro

Si padeces síntomas que indican que tu chakra sacro está desequilibrado o cerrado, existen técnicas probadas que puedes utilizar para restablecer el equilibrio y la salud.

Meditación concentrada en los chakras

1. Busca un espacio tranquilo, seguro y aislado.
2. Comienza por sentarte en una postura con las piernas cruzadas, con la espalda y la columna vertebral rectas y los hombros relajados pero mantenidos firmemente hacia atrás.
3. Ahora, pasa a cualquier postura que te permita abrir cómodamente las caderas, e incluye movimientos de balanceo que aumenten la circulación y el movimiento en la región de la pelvis y la cadera.
4. Cambia tu dieta. Una dieta sana es esencial para el funcionamiento saludable de los chakras. Los alimentos curativos para un chakra sacro bloqueado incluyen alimentos de color naranja como zanahorias, naranjas, melocotones, albaricoques, boniatos o calabaza. Cualquier alimento rico en Omega-3, como el salmón y otros tipos de mariscos o frutos secos y semillas como el lino, las almendras y el sésamo.

5. Practica las afirmaciones. Repetir afirmaciones durante la meditación o a lo largo del día puede ayudarte a redirigir su energía, lo que puede ayudar a apoyar sus otros esfuerzos para restaurar la salud del chakra sacro. Estas son algunas afirmaciones que muchas personas han utilizado con éxito:

   o "Amo mi cuerpo y me da alegría".
   o "Mis sentidos están abiertos al momento presente".
   o "Soy apasionado".
   o "Cada respiración me llena de placer y abundancia".
   o "Nutriré mi cuerpo sólo con alimentos sanos y agua limpia".
   o "Respeto mi cuerpo".
   o "Estoy abierto a experimentar el placer y la alegría".
   o "Mi sexualidad es un don sagrado".
   o "Estoy en paz".

Especialmente en el mundo de la cultura popular contemporánea, que es consciente de su estatus, la autoexpresión lo es todo. Con demasiada frecuencia, la vida de las personas puede descender a una espiral de negatividad y autorrecriminación simplemente por desprecios sociales imaginarios y mezquinos y por una percepción negativa de uno mismo.

Si te centras en la salud del chakra sacro, puedes encontrar la confianza para sentirte cómodo en tu propia piel a nivel de intimidad social. Empieza por asegurarte de que tu chakra raíz está en sintonía y equilibrado, y una vez que hayas abordado tus necesidades básicas de supervivencia y seguridad, descubrirás que el trabajo en esta área puede ayudarte a bajar la guardia lo suficiente como para dejar que brille tu belleza interior.

Cómo equilibrar el chakra del plexo solar

Es posible devolver al chakra del plexo solar su alineación y apertura saludables mediante una combinación de muchas técnicas y métodos de eficacia probada. Esto puede ayudarte a recuperar la perspectiva.

1. Dedica tiempo a la reflexión. Cuando tu chakra del plexo solar está desequilibrado, su capacidad para percibir el curso de acción que merece la pena se verá afectada. Especialmente si trabajas en un entorno altamente competitivo, puedes pasar demasiado tiempo centrado en objetivos que no son importantes. En su lugar, dedica tiempo a la reflexión en silencio. Puedes escribir en un

diario, plantar flores o verduras en un jardín, o realizar algún otro tipo de trabajo que restaure tu capacidad de percibir lo que importa y lo que no.

2. Medita. Hay muchas formas de meditación que pueden ayudar a restaurar la salud de este chakra vital.

Meditación concentrada de los chakras 1

1. Busca un espacio tranquilo, seguro y aislado.
2. Comienza por sentarte en una postura con las piernas cruzadas, con la espalda y la columna vertebral rectas y los hombros relajados pero mantenidos firmemente hacia atrás.
3. Levanta ambos brazos con los codos doblados en ángulo recto.
4. En cada mano, toca los dedos con los pulgares.
5. Desde la cintura, gira la parte superior del cuerpo hacia la izquierda mientras inspira.
6. Al exhalar, rota la parte superior del cuerpo hacia la derecha
7. Repite este ejercicio durante un minuto.

Meditación concentrada de los chakras 2

1. Busca un espacio tranquilo, seguro y aislado.

2. Comienza por sentarte con las piernas cruzadas, con la espalda y la columna vertebral rectas y los hombros relajados pero mantenidos firmemente hacia atrás.

3. Con los ojos cerrados, visualiza un sol amarillo brillante que emana de tu plexo solar por todo tu cuerpo, sanando y fortaleciendo tus órganos.

4. Mientras inhalas y exhalas de forma constante, entone el sonido de la vocal "ah". Concéntrate en la vibración a nivel de tu plexo solar.

3. Cambia tu dieta. Toma bebidas a temperatura ambiente o más calientes. Evita las bebidas heladas. Evita comer en exceso limitándote a dos puñados de comida de una vez. Bebe pequeñas cantidades de agua mientras comes, y evita el alcohol, los refrescos o los zumos de frutas. Evita picar constantemente entre comidas para que tu estómago tenga la oportunidad de digerir y eliminar los residuos.

4. Durante la meditación, a menudo podemos distraernos con las preocupaciones del día. Una forma de resolver esta dificultad es centrarse en la respiración. Esto puede ser más fácil que intentar suprimir todos tus pensamientos. En combinación con la respiración concentrada, también puedes recitar afirmaciones; juntas, estas técnicas pueden ayudarte a crear la

concentración que necesitas para restablecer el equilibrio de este chakra. Recitar afirmaciones también puede ayudarte a mantenerte centrado en las numerosas metas y objetivos con los que te comprometerás a nivel de tu chakra del plexo solar para lograrlos. Muchas personas han encontrado útiles estas afirmaciones:

- o "Estoy sano y fuerte en cuerpo y mente".
- o "Estoy motivado por la energía lúdica y suave de mi alma".
- o "Estoy energizado por mi espíritu".
- o "Soy plenamente responsable de todos mis pensamientos y sentimientos".
- o "En mi viaje espiritual, veo cómo todo sirve de lección".
- o "Soy el creador y director del viaje de mi vida".
- o "Estoy conectado a un propósito mayor a la vida que me rodea".
- o "Mi vida en sí misma es valiosa tal y como es".
- o "Estoy comprometido con la autoaceptación y el amor propio".
- o "Elijo vivir según los principios del amor, la luz y la curación".
- o "Tengo el valor de confiar en mis instintos y ser genuino".

o "La gentileza de mi alma me da el poder de actuar".

A menudo nos convencemos de que el éxito en el trabajo está reservado sólo a los más populares y a los más extrovertidos. Aunque puede haber algo de verdad en esta generalización, recuerda que los auténticos logros profesionales y el éxito son realmente el resultado del trabajo duro y la dedicación.

Los conocimientos, las destrezas y las habilidades pueden ciertamente ayudarnos a alcanzar este tipo de éxito, pero el mundo es un lugar grande, y hacer cualquier tipo de cambio o impresión duradera puede ser una tarea desalentadora. Asegurando la salud y la vitalidad del plexo solar, que a su vez requiere unos chakras raíz y sacro abiertos y equilibrados, puedes darte la capacidad de recurrir a las fuerzas e impulsos primarios que pueden ayudarte a triunfar en el mundo profesional.

Cómo equilibrar el chakra del corazón

Abrir tu chakra del corazón es un paso importante para asegurar que tu vida se mantenga en un curso saludable, feliz y exitoso. Utilizando una combinación de muchas técnicas y métodos probados, no sólo puedes lograr un estado maduro de apertura y amor, sino mantener este estado durante toda tu vida. A continuación se presentan varias sugerencias que pueden ayudarte a lograr el equilibrio en este ámbito:

1. Reconsidera tus prioridades. El del corazón representa el equilibrio exitoso entre dos fuerzas aparentemente opuestas y conflictivas. El punto de vista inmaduro consiste en satisfacer el ego, los deseos, los sueños, las esperanzas y los anhelos; hay que dejar de lado todo lo demás y perseguirlos sin descanso. Este enfoque puede tener sentido a un nivel muy rudimentario, y muchas personas creen que deben renunciar a la búsqueda de lo que hay en su corazón para ganar más dinero. Sin embargo, al abrir tu chakra del corazón, descubrirás que la abundancia del universo te compensará con creces cualquier sacrificio que hagas para perseguir objetivos que contribuyan a la reserva de amor, comprensión y perdón del mundo. El poder del chakra del corazón para devolver la abundancia a tu vida es infinito: cuanto más amor des, más recibirás a cambio.

2. Medita. La meditación sentada también puede ayudar a restablecer el equilibrio del chakra del corazón.

Meditación concentrada en los chakras

1. Busca un espacio tranquilo, seguro y aislado.

2. Comienza por sentarte en una postura con las piernas cruzadas, con la espalda y la columna vertebral rectas y los hombros relajados pero mantenidos firmemente hacia atrás.

3. Pasa a una posición en la que estés boca abajo, con los brazos a los lados.

4. Sube las manos a los hombros y colócalas, con las palmas hacia abajo, a ambos lados del cuerpo a la altura de los hombros, con los codos apuntando hacia arriba.

5. Con las manos, levanta la cabeza, el cuello y los hombros de la colchoneta, con la espalda arqueada hacia atrás, y la parte superior de los pies en el suelo, apuntando con los dedos hacia fuera de la parte delantera del cuerpo.

6. Empuja hacia arriba con las manos hacia los hombros, relaja el cuello y mira hacia adelante.

7. Inhala y exhala varias veces mientras mantienes esta posición de 30 a 60 segundos.

1. Cambia tu dieta. Como todos, el del corazón está ligado directamente a nuestro físico, y prestar atención a nuestra dieta puede contribuir significativamente a

nuestros esfuerzos por restaurar el equilibrio y la vitalidad. Los tipos de alimentos que generalmente se recomiendan para restablecer el buen funcionamiento del chakra del corazón son las verduras verdes, como el brócoli, los espárragos, las espinacas, el calabacín, la col rizada, las coles de Bruselas y los guisantes; las frutas verdes, como las uvas o las manzanas verdes, el aguacate, el pepino y la lima; las hierbas como la menta, el orégano, el perejil, la albahaca y la salvia y el té verde y las bebidas que contienen hierba de trigo, hierba de cebada y espirulina.

2. Mientras meditas, recitar afirmaciones puede ayudarte a centrar tu mente en la curación del chakra del corazón. Al darte algo en lo que concentrarte, despejar tu mente de distracciones será mucho más fácil, y la meditación será más efectiva. Además, a medida que avanza el día, te verás constantemente bombardeado por distracciones e interrupciones; recitar tranquilamente una de las siguientes afirmaciones puede ayudarte a mantenerte en el camino:

    o "Me permito ser guiado por mi corazón".
    o "Me rindo completamente".
    o "Dejo ir el miedo y confío en mi corazón".
    o "Estoy abierto al profundo amor propio".
    o "Recibo el abrazo del amor universal".

- o "Estoy abierto a las relaciones sanas".
- o "Decido vivir de acuerdo a los principios de paz".
- o "Me perdono".
- o "Estoy agradecido por todo lo bueno de mi vida".
- o "Me mantengo abierto a conectarme con todo".
- o "Soy amable y tengo compasión, conmigo y con los demás".
- o "Me acepto como soy".
- o "Acepto a los demás como son".
- o "Estoy conectado con un propósito de vida mayor".

El placer visceral de sobrevivir y prosperar en el mundo externo de competencia natural y profesional puede dar mucha satisfacción. Pero como seres humanos, somos más que animales, así que para que nuestra felicidad sea duradera, debe ser sostenida por algo más que cubrir las necesidades básicas.

Al cuidar el chakra del corazón, te das la ventaja de no ser consumido por las demandas monetarias u otras necesidades. Además, la capacidad de ser desinteresado puede ayudar a que tus esfuerzos se alineen con una perspectiva más sana.

Cómo equilibrar el chakra de la garganta

Abrir tu chakra de la garganta puede permitirte expresar la alegría de la madurez espiritual y la felicidad que se planta en tu corazón al despertar los tres inferiores. Negarte este don es privarte de la libertad de crecer y experimentar todas las cosas buenas de la vida que el universo tiene reservadas para ti. Una combinación de reflexión, meditación y cambios de comportamiento puede ayudarte a alcanzar el éxito en esta área.

1. Reflexiona. El mundo moderno valora el análisis, el debate, los hechos medibles y el análisis; es muy consciente del estatus. A menudo utiliza los resultados de los análisis estadísticos para fomentar un comportamiento impulsivo y sentencioso. Un chakra de la garganta bloqueado puede tener como resultado que a menudo te molesten los diálogos e impulsos internos conflictivos. Un chakra de la garganta equilibrado ayudará a armonizar estas fuerzas polarizantes. Tómate un tiempo de reflexión tranquila para considerar cuáles son tus verdaderos motivos y si representan tus acciones.

2. Lleva un diario en el que te permitas ser completamente sincero contigo mismo sobre si eres feliz y si sientes que

eres fiel a ti mismo. Al eliminar el desorden de tu mente interna, estableces una base exitosa para la curación.

3. Medita. Hay muchas formas de meditación diseñadas explícitamente para restaurar el equilibrio del chakra de la garganta. Uno de estos ejercicios, a veces llamado "estiramiento vaca-gato", está aquí:

Meditación concentrada en los chakras

1. Busca un espacio tranquilo, seguro y aislado.

2. Comienza por sentarte en una postura con las piernas cruzadas, con la espalda y la columna vertebral rectas y los hombros relajados pero mantenidos firmemente hacia atrás.

3. Colócate en una posición en la que estés arrodillado, con la parte superior del cuerpo doblada hacia delante y apoyada con las manos en el suelo, mirando hacia delante, en paralelo a las rodillas. Tu espalda se asemejará a una mesa, con la parte superior de las piernas y los brazos actuando como las cuatro patas de la mesa.

4. Mientras inhalas profundamente, levanta la cola hacia arriba, deja caer el vientre hacia el suelo y estira el cuello mientras la cabeza mira hacia arriba.

5. Al exhalar, mete la cola por debajo, arquea la espalda hacia arriba y baja la cabeza y el cuello, mientras miras hacia el ombligo.

6. Mantén cada posición de 30 a 60 segundos.

7. Si te sientes cómodo, después de unas cuantas repeticiones, puedes abrir más la garganta exhalando con fuerza por la boca, mientras cantas la sílaba sánscrita "ham".

4. Hacer algunos cambios en tu dieta puede ayudarte a conseguir un estado más saludable de equilibrio entre cuerpo y mente. Los líquidos pueden ayudar a lubricar y despejar la garganta, por lo que es aconsejable aumentar la ingesta de líquidos. Prueba a tomar sopa, té caliente, zumo fresco y agua. Evita las bebidas lácteas que pueden obstruir y congestionar los senos nasales y la garganta

5. Afirmaciones. Mientras que las piedras y los cristales proporcionan un medio más pasivo para ayudarte a mantener la concentración en el chakra de la garganta, las afirmaciones pueden ayudarte a sustituir el desorden de tu mente consciente por pensamientos útiles. Estas son algunas afirmaciones que muchas personas han encontrado útiles:

   o "Me comunico fácilmente y con seguridad".

   o "Puedo comunicar mis necesidades claramente".

- o "Digo la verdad con calma y comodidad".
- o "Estoy cómodo con el silencio".
- o "Puedo ser entendido fácilmente".
- o "Escucho activamente y con intención".
- o "Vocalizo mis sentimientos".
- o "Hay balance entre hablar y escuchar".
- o "Hablo usando mi verdadera voz".

Especialmente en la era de la información, la capacidad de expresarse con precisión, articulación y facilidad es una habilidad inestimable y una clave para el éxito. Desperdiciaríamos todos los dones de los chakras inferiores, unidos por el chakra del corazón con la capacidad de buscar un propósito más elevado, si no pudiéramos expresar su valor utilizando un chakra de la garganta abierto.

Las respuestas de un mundo complejo a todos sus esfuerzos deben hacerse con una voz fuerte y segura. Hablar con sinceridad y claridad puede ayudar no sólo a tus relaciones personales, sino que también puede añadir profundidad y significado a las relaciones que estableces en el ámbito profesional.

Capítulo 8. Prácticas cotidianas

Ya sabes cómo empezar tu propia práctica de meditación de atención plena, pero puede que te preguntes cómo puedes incorporar la atención plena a tu vida diaria. También es posible que no te interese adoptar una rutina de meditación, pero aun así puedes incorporar la atención plena a tu vida con unas cuantas acciones sencillas.

Como ya has aprendido, los seres humanos tenemos tendencia a ir en piloto automático, y esto ocurre más a menudo durante las tareas cotidianas normales que tenemos que hacer. Estos son los momentos en los que necesitas ser más consciente. No tienes que despejar tu mente de todo, sólo ser consciente de lo que estás haciendo y notar lo que sientes. Aquí tienes algunas actividades en las que puedes ser más consciente:

Bañarte

Cuando estás en piloto automático eres vagamente consciente de cómo se siente el agua cuando te duchas. Luchas por conseguir el agua adecuada, por alcanzar la temperatura correcta, pero entonces tu mente se desvía pensando en lo que has visto en la televisión o en lo que tienes que hacer hoy. No estás en ese momento.

En su lugar, empieza a pensar en lo caliente que está el agua y en cómo se siente al deslizarse por ti. Piensa en cómo huele el gel de ducha, el champú, el acondicionador o el jabón, y en cómo se sienten las burbujas en tu piel. Cuando te acostumbres a notar estas cosas, será más fácil ser consciente de ellas.

Cepillar tus dientes

Cuando te cepillas los dientes probablemente no piensas en lo que estás haciendo. Llevas años haciéndolo y no es tan difícil. Te quedas mirando tu reflejo y te centras más en el aspecto de tu piel que en lo que estás haciendo. Puede que incluso tengas que correr por tu casa con el cepillo de dientes asomando por la boca.

En cambio, empieza a pensar en la textura y el sabor de la pasta de dientes y del cepillo. Piensa en cómo se siente el cepillo al moverlo en la boca. Piensa en cómo se siente el suelo bajo tus pies y cómo se siente tu brazo al moverlo. Sé consciente de ello mientras te cepillas cada diente.

Ir al trabajo

Te subes al coche, al autobús o al tren y te sientas sin pensar mirando por la ventana. Incluso cuando conduces, no te centras en lo que ocurre a tu alrededor, sino que piensas en lo que vas a tener que hacer. El hombre que se sienta a tu lado en el autobús se siente dormido en tu brazo y no te das cuenta hasta que tienes que bajarte.

En cambio, presta atención a las personas que te rodean. Tanto si conduces tú mismo como si coges el transporte público, fíjate en lo que hay alrededor, en su aspecto y en su olor. Fíjate en cómo es el trayecto, si tiene baches o es suave. ¿Qué tipo de cosas se cruzan? Fíjate en pequeños detalles que normalmente habrías pasado por alto.

Lavar los platos

La mayoría de la gente tiene ahora un lavavajillas, pero cuando tienes que lavar los platos a mano te quejas al acercarte al fregadero por lo servil de la tarea. Frotas, aclaras y secas robóticamente, una y otra vez.

En lugar de eso, fíjate en lo que sientes. Siente el agua en tus manos. Nota cómo se siente el estropajo cuando lo frotas contra los platos. Observa la diferencia entre la sensación de los platos sucios y la de los platos limpios.

Esperar en una fila

Hay muchas veces en las que te encuentras de pie en una fila; la tienda de comestibles, el centro comercial, el DMV, donde sea. Te quedas ahí, intentando no hacer contacto visual, y quejándote del tiempo que te está llevando.

En lugar de eso, empieza a mirar las cosas, a fijarte en ellas. Fíjate en el aspecto real de la zona. Mira a la gente que te rodea, pero no la mires fijamente, ya que podría ofenderse. Fíjate en los olores, ojalá sean agradables. Aprovecha este momento para fijarte en lo que te rodea y ser más consciente.

Más allá de asegurarte de que te fijas en cosas de las tareas normales que haces cada día, puedes empezar a añadir otras acciones a tu vida que, con el tiempo, te harán más consciente. Aquí tienes algunas:

- **Comer con atención:** cuando te sientas a comer sin pensar en lo que estás haciendo, ya sea por estar con el teléfono o viendo la televisión, te pierdes el placer de comer. No pruebas el sabor de la comida. No la hueles. También puede impedir que te sientas lleno y satisfecho.

Esto se debe a que tu mente piensa que te has perdido el placer de comer ya que no había ningún otro desencadenante sensorial. Intenta no hacer cincuenta cosas mientras comes. Cuando llegue la hora de comer, siéntate y concéntrate sólo en tu comida, y no en todo lo demás.

- **Caminar con atención:** caminar puede parecer sólo algo que hay que hacer para ir de un sitio a otro, pero es más que eso. Cuando camines, no te limites a hacerlo, sino que observa cómo te sientes. Observa cómo se mueve tu cuerpo y las cosas que te rodean. Fíjate en la forma en que tus pies tocan el suelo y en los músculos que te hacen falta para levantar los pies. Observa los sonidos y las vistas que hay a tu alrededor mientras caminas.

- **Observa tu respiración:** la respiración es rítmica y natural. Cuando te tomes el tiempo de notarla, traerá tu mente al presente y pondrá fin, por un momento, a los pensamientos errantes de tu cabeza. Te liberas de tus propios pensamientos durante unos minutos. En ese momento, mientras piensas en tu respiración, no tienes miedos ni preocupaciones por nada, simplemente estás ahí.

- **Complace a tus sentidos:** involucra a todos tus sentidos: la vista, el tacto, el sonido, el olfato y el gusto.

Estos te permiten entrar en el momento. Cuando sólo estás en tu cabeza, tus sentidos no trabajan para ti. Has oído la frase "párate y huele las rosas", pues bien, eso es lo que tienes que hacer. Observa el olor del café que estás tomando. Huele el aire salado de la playa. Observa el color y la diversidad de las flores que te rodean. Fíjate en el olor y el sabor de la pizza que comes. Siente cómo la ropa se mueve por tu cuerpo. Huela y sienta las sábanas limpias de la cama. Siente el calor y el confort del beso de tu pareja. Notar el tacto de la hierba bajo tus pies. Cómo se siente el agua cuando te bañas o te lavas las manos. Utiliza todos tus sentidos a lo largo del día.

- **Haz una pausa durante el día:** tómate un momento para dejar de hacer lo que estás haciendo y escuchar lo que te rodea. Escucha cómo suena el teléfono cuando suena. Tómate un momento para notar cómo se siente el peso de tu cuerpo en la silla en la que estás sentado. Tómate un momento para sentir el pomo de la puerta antes de abrirla. Dedicar un momento del día a hacer una pausa y a ponerte en contacto con la tierra puede hacerte más consciente y atento. También te da la oportunidad de despejar la mente y puede darte un impulso. Imagínate que estas pausas son los finales de libro con los que empiezan y terminan las tareas del día.

- **Escucha con el corazón:** los seres humanos tenemos la tendencia a no escuchar lo que la gente dice cuando nos habla. O bien están pensando distraídamente en lo que van a hacer, o en algo que les acaba de ocurrir. También pueden estar juzgando lo que la otra persona está diciendo o simplemente están perdidos en una ensoñación. La próxima vez que hables con alguien, asegúrate de escuchar lo que te dice. No te pierdas en tus pensamientos. Si te das cuenta de que te estás desviando de sus palabras, vuelve. No tienes que preocuparte por lo que vas a decir en respuesta, porque tu mente sabrá qué decir, y no pasa nada por hacer una pausa después de que terminen antes de empezar.

- **Piérdete en lo que te gusta:** cada uno de nosotros tiene cosas que realmente le gusta hacer. Son las que nos ayudan a conectar con nuestro espíritu y a sentirnos completamente vivos. Puede ser nadar, cocinar, construir cosas, bailar, pintar, ir de excursión, hacer jardinería, cantar o escribir. No importa lo que sea. Cuando participes en estas actividades descubrirás que te perderás en ellas. Esto no significa que entres en piloto automático. En estas tareas, pierdes la parte de ti que se preocupa constantemente por las cosas. Tranquiliza tu mente porque te gusta hacerlo y te centras únicamente en el momento presente. Empieza a hacer más actividades durante la semana y tu felicidad mejorará.

- **Meditación diaria:** la meditación tiene muchos beneficios, muchos de los cuales ya hemos tratado. Tendrás más energía, inspiración, paz y felicidad. No hace falta que tengas mucho tiempo para meditar; 10 minutos al día pueden afectar positivamente a tu día a día. Esto también potenciará tu atención plena, por lo que será más fácil utilizar la atención plena durante el día.

- **Mezcla tu día a día:** hay muchas razones por las que te sientes tan feliz durante las vacaciones. Cuando viajas a diferentes lugares, tu mente se vuelve automáticamente más consciente. Esto sucede porque hay nuevos olores, vistas y sonidos que experimentar. Los sentidos se apoderan de ti de forma natural y liberan tu mente para que puedas vivir el momento. Si no tienes tiempo para viajar a algún sitio, no pasa nada. Puedes conseguir el mismo efecto cambiando tu rutina diaria. En lugar de conducir todos los días por el mismo camino al trabajo, cambia tu ruta. Prueba una cafetería diferente. Compra en lugares en los que nunca ha estado, participa en alguna aventura local o aprenda algo nuevo.

- **Presta atención a las emociones y los pensamientos:** ya me has oído decir esto antes; tú no eres tus pensamientos; sólo observas tus pensamientos. Como puedes escuchar lo que son tus pensamientos, eso demuestra que no eres tú. Estás separado de tus pensamientos. El simple hecho de reconocerlos y observarlos sin ningún juicio te permite estar más presente en tu vida. Esto evita que quedes atrapado en el flujo constante de tus pensamientos. Cuando tomes nota de tus pensamientos, evita dejarte llevar por ellos. Piensa en el pensamiento como en un tren. Estás de pie en el andén y te limitas a observar cómo llegan los trenes y cómo se van. No intentas subirte a ellos y dejar que te lleven a algún lugar desconocido.

Rasgos de una persona consciente

Las personas conscientes van a vivir su vida de forma diferente a las personas con piloto automático. He aquí algunas formas de saber si una persona es una persona *mindful*:

Salen a caminar

En nuestro loco mundo es fácil agotarse y estar exhausto, y la persona consciente sabe cómo resolver ese problema: caminando. Sabe que puede dar un paseo para despejar su mente y ayudarle a calmar sus pensamientos. Un paseo puede darles más conciencia y una nueva perspectiva. Además, estar en la naturaleza y ver todo el verde puede ser bueno para el cerebro y enviarlo a un espacio de meditación. Los estudios han demostrado que caminar al aire libre te da la capacidad de atención involuntaria, lo que significa que tu mente puede centrarse en el presente y también puedes tener la oportunidad de reflexionar.

Están conscientes en sus tareas diarias

Como he mencionado antes, fijarse en las pequeñas cosas que ocurren durante las tareas normales es una buena forma de ser consciente. Notar cómo se sienten, saben y huelen las cosas te hace entrar en el momento.

Crean cosas

La conciencia plena puede potenciar tu capacidad creativa. Las personas que practican *mindfulness* empezarán a hacer más cosas creativas durante el día de forma natural. El acto del trabajo creativo puede ayudarte a poner tu mente en estado de meditación. Si tienes problemas para meditar con regularidad, hacer algo como dibujar, cocinar o cantar puede ayudarte a meditar.

Escuchan su respiración

He hablado mucho sobre esto. Ellos notan su respiración, no respiran en piloto automático.

Hacen una cosa a la vez

Realizar varias tareas a la vez impedirá que la gente pueda concentrarse en las cosas que está haciendo. Es el enemigo de la atención plena. Sin embargo, la mayoría de las personas realizan varias tareas al mismo tiempo durante todo el día. Algunos estudios han descubierto que cuando la atención de una persona está dividida entre las tareas, le llevará un 50% más de tiempo terminar la tarea. También es más probable que se produzcan errores. Debes asegurarte de que sólo te concentras en una cosa a la vez. Habrá interrupciones, pero hay que volver a centrarse en la tarea en cuestión.

Revisan su celular apropiadamente

Las personas que son conscientes mantienen una relación sana con los aparatos electrónicos. Por ejemplo, se aseguran de que, nada más levantarse, no cogen el teléfono para consultar el correo electrónico. Lo mismo ocurre a la hora de acostarse. Incluso pueden llegar a guardar su teléfono en una habitación completamente diferente a la que duermen. Incluso pueden apagarlo los fines de semana o durante las vacaciones para poder desconectar. Lo más importante es que apaguen sus teléfonos cuando estén con la familia y los amigos. Esto les permite interactuar de forma consciente con las personas que les rodean.

Buscan nuevas experiencias

Las personas conscientes están abiertas a lo nuevo. Las personas que priorizan la paz mental y la presencia disfrutarán saboreando los pequeños y grandes momentos de la vida. Tener nuevas experiencias también te hará más consciente.

Exploran los alrededores

Dedicar tiempo a la experiencia de estar al aire libre es una forma poderosa de reiniciar la mente y dar una sensación de asombro y tranquilidad. El aire libre puede ayudarte a aliviar el estrés y aumentar la atención. Descubrirás que tu memoria mejorará después de haber pasado un tiempo al aire libre.

Saben qué sienten

En contra de la creencia popular, el mindfulness no consiste únicamente en ser feliz en cada momento del día. Por el contrario, se trata de aceptar lo que sucede y cómo te sientes. Si te preocupas constantemente por ser feliz, a la larga sólo te perjudicas a ti mismo. Te centrarás constantemente en el hecho de que no eres feliz, y eso sólo te hace ser infeliz.

Meditan

Hemos hablado mucho de esto, la meditación tiene un rol importante en ser consciente y las personas conscientes entienden esto.

Conocen la mente y el cuerpo

La gente tiende a meterse la comida en la boca sin pensar en su sabor o en si le hace sentirse lleno. Las personas conscientes se aseguran de observar todo lo que comen y cómo responde su cuerpo a ello.

No se toman todo en serio

A la gente le gusta preocuparse por todo lo que ha hecho y por los problemas que tiene. Una persona consciente no hace eso. Mantienen su sentido del humor incluso cuando hay problemas en su vida.

Dejan que su mente se aventure

La atención plena consiste en estar presente, pero también es importante dejar que la mente divague. Las personas conscientes son capaces de encontrar el punto medio entre la atención y el piloto automático. Si te mantienes constantemente presente, puedes perderte las conexiones entre tu mente y el mundo. Utilizar la imaginación puede incluso ayudar a la atención plena a largo plazo.

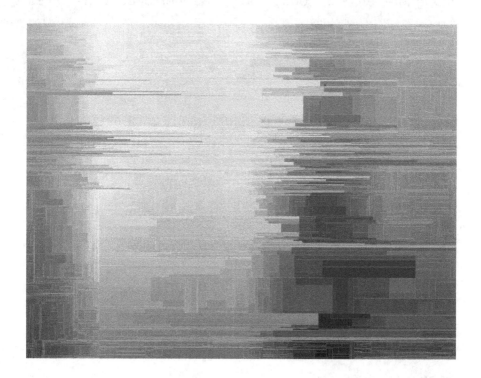

Capítulo 9. Mejorar la vida a través de los chakras y las propiedades curativas que poseen

Hay mucha información que se puede obtener al leer este capítulo. Profundizaremos en cómo abrir cada uno y las formas en que pueden mejorar tu vida. Cada chakra afectará a diferentes áreas de tu vida y es importante saber cómo mantener el flujo de energía.

Después, hablaremos de una variedad de ejercicios diferentes que puedes hacer para ayudar a equilibrar tus chakras. Esto puede ayudar a traer el equilibrio a su mente, cuerpo y alma. Notarás los efectos de este equilibrio en toda tu vida, tanto física como emocional y mentalmente.

Por último, tendrás información sobre cómo tus chakras pueden ayudar a la curación. Esta es la curación de todas las variedades-para su mente, cuerpo y alma. Nuestros chakras juegan un papel en todas las cosas con respecto a nuestra salud, felicidad y éxito en la vida. Entender esto y averiguar cómo trabajar con tus chakras puede llevarte a grandes cambios. Cambios que has estado buscando, que pueden parecer imposibles.

Abrir tus chakras

Abrir los chakras puede ayudar realmente a mejorar la calidad de su vida. Cada uno contiene un elemento clave diferente en la forma en que nos manejamos a nosotros mismos y en diferentes situaciones. Por lo tanto, es fácil ver cómo cada uno puede afectar y mejorar nuestras vidas de diferentes maneras.

Abrir el chakra raíz

Hay muchas maneras diferentes de abrir este chakra. Siendo el primero de nuestro sistema de chakras, es la base y fundamento del resto de ellos. Si estás sufriendo un bloqueo en esta área, es muy probable que también sufras bloqueos en tus otros chakras.

Nuestra vida mejorará con un chakra raíz abierta, ya que seremos más pacientes, más conscientes de nuestro sentido del yo y también nos veremos impulsados a alcanzar nuestras metas. En lugar de vivir una vida de miedo, tendrás confianza en las empresas en las que participes. Ser capaz de seguir los golpes significa que tu chakra raíz está abierto y fluye libremente.

Hay diferentes colores relacionados con cada uno de nuestros chakras. Cuando te centras en el color rojo, puede ayudar a abrir un chakra raíz bloqueado. A menudo, la gente trae a la mente la imagen de la luz roja durante la meditación. La visualizan en la base del coxis, donde se encuentra el chakra raíz. Este pensamiento de una luz roja debe verse pulsando hacia abajo a través de las piernas y los pies. Te ayudará a conectarte con la tierra.

El chakra raíz nos ayuda a mantenernos conectados a la tierra. Bailar descalzo puede ayudarnos realmente a abrir el flujo de energía hacia nuestro primer chakra. Si quieres ir más allá, baila descalzo al aire libre, donde tus pies toquen el suelo. Independientemente de si te sientes cómodo bailando o no, esta es una práctica que puede ser realmente útil y permitir que el equilibrio llegue a tu chakra raíz. Pon algo de música, finge que nadie te está mirando y canta a pleno pulmón mientras bailas. Esto ayudará a tu chakra raíz, y como un bono adicional, también puede ayudar a limpiar los bloqueos en tu chakra de la garganta.

Casi siempre hay posiciones de yoga que ayudan a limpiar tus chakras. La postura del árbol es fantástica para ayudar a limpiar un bloqueo en tu chakra raíz. Esta es una de las posiciones más básicas del yoga, pero puede ser realmente beneficiosa. Mantener el patrón de pensamiento de esa luz roja brillante durante toda la sesión de yoga también puede ser ventajoso para abrir este chakra.

Otra forma fantástica de abrir el flujo a tu chakra raíz es perderte en la naturaleza. Da un largo paseo y concéntrate en lo que ocurre a tu alrededor en lugar de en el desorden que puede estar ocurriendo dentro de tu cerebro. Cuando le das a tu mente un descanso, puede ayudarte a restablecer y limpiar el chakra raíz.

Abrir el chakra sacro

Cuando nuestro chakra sacro está abierto y equilibrado, verás que ser amable es excepcionalmente fácil. Nuestras relaciones en general son mejores cuando este está abierto. No te molestarán las pequeñas insinuaciones de tus compañeros de trabajo, simplemente se desprenderán de tus hombros. Además, se sentirá conectado con las personas que le rodean, así como con la tierra. Es una de las piezas más influyentes en nuestro lado emocional.

Mantener el flujo abierto en tu chakra sacro garantizará que tus relaciones más importantes sigan funcionando sin problemas, al menos por tu parte. No tendrás problemas de apego o de confianza que podrían arrastrarte si experimentas un bloqueo en esta zona. Al igual que con todos, hay algunas formas estupendas y fáciles de asegurar que se mantenga abierto a la energía positiva que necesitamos que fluya a través de él.

Al participar en las prácticas de yoga, es conveniente utilizar posturas que abran las caderas. No sólo la tensión física se mantiene en nuestras caderas, sino también la tensión emocional. Esto afectará bastante a tu segundo chakra. Participar en una clase de yoga de apertura de caderas nos permitirá soltar esta tensión y abrir el chakra sacro. También querrás centrarte en soltar lo que te agarra o simplemente en dejar ir la negativa que puede estar causando un bloqueo en este importante chakra emocional.

La sugerencia de bailar también se hizo para ayudar a abrir tu chakra raíz. También es una excelente manera de abrir tu segundo chakra. Querrás soltarte como si no te vieran. Si te sientes incómodo bailando delante de la gente, puedes hacerlo simplemente en la intimidad de tu casa. El efecto que tendrá en tus emociones y en la limpieza de los bloqueos de tu segundo chakra es bastante sorprendente.

Cuando hablamos del chakra raíz, dijimos que deberías visualizar el color rojo. Para el chakra sacro, debes concentrarte en el color naranja. Imaginar durante la meditación que la luz naranja te llena en el área del abdomen inferior puede ayudar a liberar cualquier bloqueo que esté presente. Este pensamiento de una luz naranja irradiando en la zona de tu segundo chakra puede hacerse no sólo durante la meditación sino también durante las actividades diarias y durante tus sesiones de yoga.

Otra forma fantástica de tratar un chakra sacro bloqueado para ponerse en mejor forma. Esto se puede hacer a través del yoga, pero muchos otros ejercicios le ayudará a cabo también. Cuando empezamos a tonificar nuestro cuerpo, puede ser mucho más fácil soltar la tensión que mantenemos en nuestras caderas. Además, esto puede ayudarnos a soltar y abrir el flujo de energía hacia el chakra sacro.

Abrir el chakra del plexo solar

Tener el chakra del plexo solar bloqueado es muy común. Es el más propenso a bloquearse de los siete. Cuando tenemos un flujo saludable hacia este, nuestra autoestima será excelente, tendremos la fuerza de voluntad y la confianza para emprender cualquier tarea que necesitemos. Nos permitirá tener control sobre la forma en que estamos pensando y nuestras respuestas a esos pensamientos emocionalmente. Un chakra del plexo solar equilibrado te permitirá realmente encontrar la paz en tu interior.

El amarillo es el color en el que querrás centrarte cuando intentes abrir tu plexo solar. Debido al hecho de que este chakra está frecuentemente obstruido, puede requerir un poco de trabajo para que realmente fluya la buena energía. Imaginar que una suave luz amarilla late en la zona del chakra del plexo solar puede ayudar en el proceso de curación. Además, bañarse en la luz amarilla del sol puede tener el mismo efecto.

La aromaterapia durante la meditación o durante una sesión de yoga también puede ser realmente útil cuando se trata de limpiar tu tercer chakra. Los aceites esenciales que tienen un olor cítrico funcionarán mejor para ayudar a abrir esta zona. Muchas personas prefieren utilizar el sentido de pomelo o naranja cuando tratan de abrir el flujo a tu chakra del plexo solar.

Al igual que con casi todos, hay diferentes posturas dentro del mundo del yoga que pueden ayudar a promover el flujo de energía. La postura del guerrero es una de las más fáciles de realizar cuando se trata de abrir el chakra del plexo solar. Muchos también han encontrado que la postura del barco y los saludos al sol son excelentes para el mismo propósito.

También se han logrado grandes éxitos en la apertura de este chakra a través de afirmaciones. Las afirmaciones son extremadamente simples, pero también son extremadamente poderosas. Es importante que digas tus afirmaciones a lo largo del día. A menudo, la gente las escribe y las pega en su nevera o en un espejo. El simple hecho de ponerlas en un lugar donde las veas te permitirá recordar decirlas. Además, añadir afirmaciones a una sesión de meditación puede ser muy útil.

El chakra del plexo solar está relacionado con un sentido saludable de sí mismo. Por lo tanto, tus afirmaciones deben centrarse en construirte a ti mismo. El uso de frases como "Me respeto a mí mismo" y "Soy digno de ser amado" son grandes ejemplos del tipo de afirmaciones que debes utilizar para ayudar a abrir un chakra del plexo solar bloqueado.

Abrir el chakra del corazón

Un flujo limpio de energía hacia tu chakra del corazón dará como resultado un alto nivel de paz interior. Podrás disfrutar de todo lo que ocurre a tu alrededor, incluyendo estar abierto al amor. Nuestros niveles de empatía así como de compasión se ven directamente afectados por nuestro chakra del corazón. Cuando este tiene el nivel adecuado de energía que fluye a través de él la mejora, lo que notamos en nuestras relaciones es asombroso.

Mientras que las visualizaciones son fantásticas para todos nuestros chakras, es una de las mejores opciones cuando se trata de abrir nuestro chakra del corazón. Sentarse en tranquila contemplación o mientras se practica la meditación es el mejor momento para visualizar algo que realmente hace que su corazón se hinche. Puede ser una persona, un lugar o una cosa. Cuando tu corazón comienza a hincharse con esta abrumadora sensación de amor, es probable que puedas despejar cualquier bloqueo que tu chakra del corazón pueda estar experimentando. Esto energía empezará a consumir todo lo negativo dentro de ti y a irradiarlo.

El color verde está asociado con nuestro chakra del corazón. Por lo tanto, tomar alimentos como las judías verdes, las espinacas o la col rizada puede ayudar a reducir el bloqueo de nuestro cuarto chakra. El té verde es también excelente para añadir a tu rutina si estás tratando de abrir tu chakra del corazón.

Tu propio cuidado también puede desempeñar un papel bastante importante para ayudarte a abrir tu chakra del corazón. Empezar con un baño lleno de aceites esenciales con aroma a rosas hará que tu cuerpo se sienta un poco mejor. A partir de aquí, sigue mimándote con lociones, seguido de ropa cómoda y un ambiente tranquilo. Mientras disfrutas de esta atmósfera tranquila, trabaja en algunos ejercicios de respiración. El del corazón es del elemento aire, por lo que los ejercicios de respiración junto con el amor a uno mismo pueden ayudar a abrir realmente este centro.

El yoga ocupa un lugar firme para permitirnos abrir todos y cada uno de nuestros chakras. Se trata simplemente de saber qué posturas funcionarán mejor. La cobra, así como las posiciones del águila, el pez y el perro mirando hacia arriba son fantásticas para abrir el cuarto chakra. Algunas de estas posturas son un poco más difíciles que otras y pueden requerir algo de práctica, pero todas son ventajosas en su esfuerzo por liberar un bloqueo en tu chakra del corazón.

Otra cosa bastante simple que puedes hacer para ayudar a abrir el chakra del corazón bloqueado es mostrar gratitud. Esto puede ser hacia adentro o hacia afuera. Cuando expresas qué es lo que agradeces en el mundo, esto puede ayudar a liberar el chakra del corazón bloqueado. Si puedes hacer esto en presencia de tus seres queridos, será aún más beneficioso en tu aventura hacia la apertura de este.

Es importante tener en cuenta que los bloqueos de nuestro chakra del corazón pueden haber ocurrido hace mucho tiempo. Reflexionar sobre los traumas de nuestro pasado y afrontarlos también puede ayudar a abrir nuestro cuarto chakra. El perdón es una lección muy difícil de aprender y se hace en lo más profundo de nuestro corazón. Cuando puedas aprender esta lección, estarás en camino de abrir verdaderamente la que fluye a través de tu chakra del corazón.

Abrir el chakra de la garganta

Como discutimos, el quinto chakra es nuestro chakra de la garganta. Nos ayuda con la comunicación y la creatividad. Cuando tenemos un el de la garganta abierto, podremos ser fácilmente honestos con los que nos rodean y también con nosotros mismos. Ayuda a proporcionar equilibrio en nuestras relaciones. Cuando intentamos expresarnos de la forma más sincera, este chakra es el que nos permite hacerlo. Además, será capaz de escucharnos a nosotros mismos, así como de conseguir que los demás nos escuchen.

Las afirmaciones son fantásticas para abrir el chakra de la garganta. Como ya hemos dicho, colgar tus afirmaciones en lugares donde las veas habitualmente es ventajoso. Esto le permitirá decir sus mantras varias veces al día. Trabajar con ellos en una sesión de meditación también será útil. Querrás repetir frases como "No me aferraré al miedo y a la negatividad que me impiden decir mis verdades reales" o "Usaré mi voz y mis palabras para hablar de la belleza que me rodea". Hay muchas otras afirmaciones que pueden ser útiles para abrir tu cuarto chakra.

Cantar es otra forma estupenda de despejar un bloqueo en el chakra de la garganta. Puedes cantar en cualquier momento del día y ayudar a aumentar el nivel que recibe este chakra. No importa si lo haces en la ducha o mientras limpias la casa: tendrá el mismo efecto. Es realmente una de las formas más sencillas de mantenerla fluyendo hacia este tan importante.

El azul es el color que se asocia con nuestro chakra de la garganta. Enfocar la vista en un color azul brillante mientras inhalas y lo visualizas envolviendo la zona del de la garganta puede ser muy beneficioso. Es una limpieza. Mientras exhalas, quieres soltar la intención de estrés que probablemente esté causando un bloqueo en esta zona.

Vivir una vida de balance

Antes de comenzar a limpiarlos y alinear tu energía con tus elecciones de estilo de vida y circunstancias vitales, examinaremos los beneficios de cómo la curación de tus chakras puede mejorar tu vida. Lo más probable es que hayas estado viviendo de una manera que te ha hecho sentirte deprimido a veces, con poca energía, frustrado con los resultados, temeroso de las nuevas oportunidades o elecciones de nuevas direcciones en tu camino, ansioso por el "qué pasaría si" e incómodo con tu falta de comprensión personal sobre tu verdadero propósito.

Muchos de nosotros ocultamos todas nuestras inseguridades y fingimos o nos engañamos a nosotros mismos para mantener la apariencia de felicidad y éxito, mientras que bajo la superficie somos un desastre de dudas y traumas. Es increíblemente común que la mayoría de las personas oculten lo que piensan y sienten para ser "uno" con todas las demás personas en nuestras vidas.

El dolor que sientes puede estar tan arraigado en tu identidad que te has acostumbrado a existir en estas condiciones, y puede que ni siquiera te des cuenta de que estás deseando cambiar y pasar a otra forma de vivir tu vida. A todos nos pasa en algún momento; te cuestionarás tu vida y si te sientes o no feliz y contento con tu situación actual.

Muchas personas deciden quedarse en su situación actual por miedo al cambio y a cómo afectará a otras personas de su entorno. Echar un vistazo a tus teorías de la existencia y cómo creas tus experiencias es una parte necesaria para despertar tus chakras y sanar el desequilibrio de tu vida. Puede que tengas que cambiar por completo tu situación vital, tu matrimonio, tu afiliación religiosa, tu barrio, tu ciudad, tu estilo de vestir, tu elección de alimentos e incluso tus amistades cuando empieces a reavivar tu verdadero equilibrio energético.

Conclusión

En este libro se explica el impacto del desequilibrio en cada uno, y la forma en que puede afectar a su vida personal, profesional y social. Los bloqueos en tus chakras son comunes, y pueden dar lugar a una variedad de dolencias físicas y mentales. Cuando empezamos a dedicarnos a un sistema de chakras saludable, podemos solucionar cualquier cosa que nos pase. Está en todas partes y controlar la que tenemos dentro es fundamental para nuestra vida.

Los chakras no sólo afectan a tu salud física, sino que también tienen un profundo impacto en tu personalidad, naturaleza y apariencia social. Si aprendes el arte de equilibrarlos, puedes cambiar tu personalidad por completo. Pon en práctica lo que has aprendido en este libro. Entender que tus chakras juegan un papel importante en todo lo que haces y sientes es el primer paso para llevar una vida más sana y feliz.

Trátate bien y aprende a entender tu propia energía para poder escapar de estar encerrado en una jaula creada por ti mismo. La vida puede ser muy complicada, pero cuando empiezas a descubrir el sistema de chakras, aprendes que tu cuerpo está cerca de la naturaleza y tiene su propia inteligencia. Debemos verlo como un árbol con raíces que proporciona alimento a todo el sistema: el cuerpo, la mente y el alma.

Al acercarte a estas técnicas, equilibrarás y sanarás para permitir un gran cambio en tu vida. Cuando abres tus chakras, abres tu vida y puedes encontrar un camino directo para traer tu ser completo y único. Sanar tu vida a través de tus chakras es liberador, y la libertad que te das para explorar todo tu ser es sólo el comienzo. Descubrirás mucho más acerca de tu energía a medida que continúes practicando las técnicas descritas en este libro. Tus momentos más difíciles llegarán cuando liberes las emociones difíciles y bloqueadas a las que te has aferrado durante demasiado tiempo. Purgarás y liberarás todo lo que te impide ser tú.

Date permiso para sanar y podrás comenzar la vida que buscas. Tus chakras son la puerta de entrada para que te alinees completamente con tu propósito de vida y tu alegría. No tienes nada que te retenga ahora que sabes cómo sanar y mantenerte en equilibrio.

¡Qué aventura ha sido! Mirar tu luz interior es uno de los mayores regalos que puedes ofrecerte a ti mismo. Ahora tienes el conocimiento para conectar verdaderamente con tu energía para mejorar tu experiencia de vida. No hay una forma correcta o incorrecta de explorar tus nuevas lecciones con la sanación de los chakras. Cada persona tiene una experiencia única y diferente con su proceso de sanación, y depende de ti seguir tu camino y guiarte usando las herramientas que has aprendido en este libro.

CPSIA information can be obtained
at www.ICGtesting.com
Printed in the USA
BVHW041202080621
609008BV00005B/1323

9 781802 671025